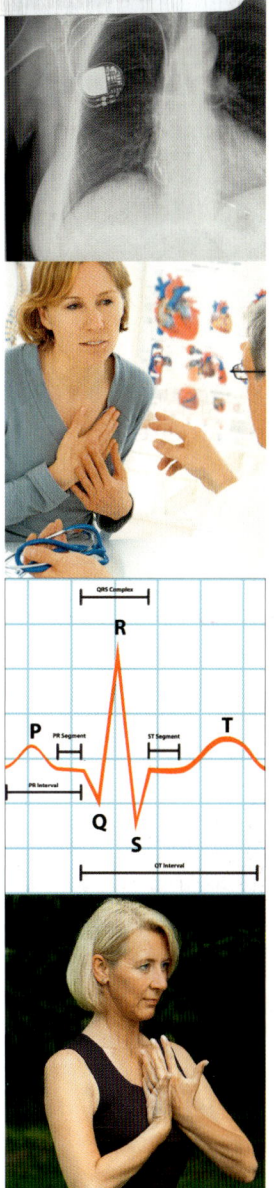

Die Kardiologie ist zur Apparatemedizin geworden und der einzelne Patient zur Fallpauschale, verwaltet unter ökonomischen Gesichtspunkten – eine Fehlentwicklung in der Herzmedizin, die sich wieder ändern muss! Dazu muss bei allen Beteiligten ein Umdenken stattfinden: im Gesundheitssystem, bei den Ärzten und den Patienten.

Liebe Leserin, lieber Leser,

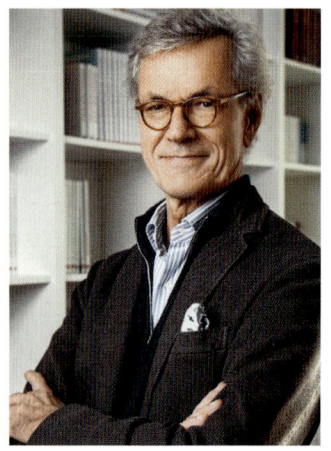

ein Buch über Herzkrankheiten und ihre vernünftige Behandlung zu schreiben, das nicht morgen schon veraltet ist, ist eine Herausforderung. Vergeht doch kaum ein Monat, in dem nicht Medien und Fachliteratur Neues über den angeblich so rasanten Fortschritt in Diagnostik und Therapie verkünden.

In dem marktschreierischen Durcheinander möchte ich Ihnen helfen, Bewährtes und vielversprechendes Neues von Überflüssigem unterscheiden zu lernen. Ich will versuchen, Sie mit Ihrem Herzen wieder vertraut zu machen. Sie können lernen, seine Sprache zu verstehen. Und Ihr Herz schützen vor dem, was ihm an Belastungen zugemutet wird.

Dabei wird es immer schwieriger, Geschäft und Medizin auseinanderzuhalten. Und doch ist genau das nötig – und der Schlüssel für eine Veränderung. Patienten und Ärzten kommt hierbei eine besondere Rolle zu. Sie müssen beide wieder ins Gespräch kommen.

Ich würde mich freuen, wenn auch Ärztinnen und Ärzte das Buch lesen, denn auch sie sind Leidtragende der Gerätemedizin. Geschrieben habe ich es aber für Sie – die Patienten. Ihnen will ich Mut machen gegen die angebliche Alternativlosigkeit, mit der Politik und Krankenkassen unsere Gesundheit dem Markt und der Gesundheitsindustrie überlassen wollen. Dieses Buch soll kein Misstrauen schüren, sondern dazu beitragen, die Beziehung zwischen Arzt und Patient zu stärken. Denn nur gemeinsam können sie dafür sorgen, dass aus einer seelenlosen Gerätemedizin wieder eine Kardiologie mit Herz wird.

Mit den besten Grüßen

Ihr Dr. med. Ernst Girth

Liebe Leserin, lieber Leser,

man hört so viel von plötzlichen Infarkten, man liest so viel von Stents und Bypassoperationen – bei Prominenten bleibt nichts geheim, bei Hans-Dietrich Genscher genauso wenig wie bei Gregor Gysi. Uns fallen viele Männer ein mit einem Herzinfarkt, aber was ist mit den Frauen? Herzinfarkt ist nämlich nicht nur ein Männerproblem, er ist als Todesursache bei Frauen weit häufiger. Aber weil er sich bei ihnen anders bemerkbar macht, ist es für viele schon zu spät, wenn die richtige Diagnose gestellt wird.

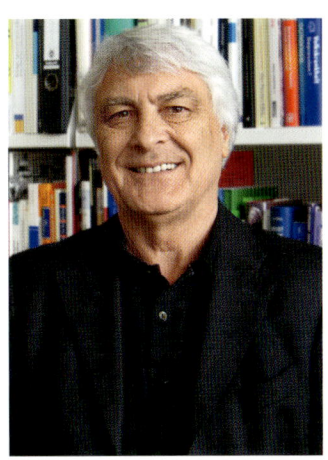

Verständliche Informationen sollen dazu beitragen, dass Patientinnen und Patienten wichtige Fragen stellen können, um gemeinsam mit ihren Ärzten Entscheidungen zu treffen. Eine solche Patientenorientierung in unserem Gesundheitssystem ist ohne verständliche und wissenschaftlich gesicherte Informationen nicht denkbar. Die Bereitschaft von Ärztinnen und Ärzten, die Kommunikation als wichtigen Teil der Behandlung anzuerkennen, ist dafür Voraussetzung.

Der Kardiologe Ernst Girth setzt all das in diesem Ratgeber um: Er erklärt, beschreibt und bewertet kompetent und auf der Basis seiner langjährigen klinischen Erfahrung die diagnostischen und therapeutischen Maßnahmen rund um das Herz. Die wichtigen Möglichkeiten zur Prävention von Herz-Kreislauf-Erkrankungen werden dabei nicht außer Acht gelassen: Hinweise zu Ernährung oder Bewegung können gar nicht oft genug gegeben werden. So ist eine wichtige Information für »Menschen mit Herz« entstanden, sowohl für Patienten als auch für Ärzte.

Mit den besten Grüßen

Prof. Dr. Gerd Glaeske,
Zentrum für Sozialpolitik, Universität Bremen

Das Herz – mehr als eine Pumpe

Das Herz ist ein Hohlmuskel, der sich regelmäßig 60 bis 85 Mal in der Minute zusammenzieht und wieder erschlafft, 100 000 Mal am Tag, 3,5 Milliarden Mal in einem durchschnittlichen Leben.

Sechs bis acht Liter Blut werden minütlich durch unsere Blutgefäße gepumpt.

Jeder 8000ste bis 25 000ste Mensch trägt sein Herz auf der rechten Seite.

Das Herz macht ungefähr 0,5 Prozent des Körpergewichts aus. Bei einem gesunden Erwachsenen wiegt es zwischen 300 und 350 Gramm.

Im Laufe eines Lebens erneuert sich rund die Hälfte der Herzzellen.

Bei großer Anstrengung kann das Herz bis zu 25 Liter Blut in der Minute transportieren. In einem Leben pumpt es rund 250 Millionen Liter Blut.

Im großen Kreislauf beträgt der optimale Druck 120 mmHg, beim kleinen Kreislauf 25 mmHg.

Ein erwachsener Mensch hat rund 100 000 Kilometer Blutgefäße in seinem Körper, die alle vom Herzen mit Blut versorgt werden müssen.

90 Prozent der Faktoren, die das Herz krank machen, sind in unserem Lebensstil begründet.

Das Herz wird bereits in der dritten Woche nach der Befruchtung gebildet und fällt dann zunächst als springender Punkt auf.

Auf die 30 Prozent der Menschen mit dem größten Herzrisiko entfallen nur 50 Prozent der Koronarerkrankungen.

Japan hat eine äußerst niedrige vorzeitige Herzsterblichkeit – und eine extrem niedrige Scheidungsrate.

Der Weg zur Gesundheit führt durch die Küche.

Geschiedene Nichtraucher haben fast das gleiche Herzrisiko wie verheiratete Raucher.

Eine Million Menschen leiden in Deutschland unter Vorhofflimmern.

Über 40 Prozent aller Todesfälle werden durch Herz-Kreislauf-Erkrankungen verursacht.

Etwa alle fünf Minuten stirbt in Deutschland ein Mensch durch plötzlichen Herztod.

Warum die Kardiologie neue Wege gehen muss

Ein Herzbuch. NOCH ein Herzbuch? Es gibt Hunderte von Titeln auf dem Markt, wissenschaftliche Darstellungen, gesundheits-politische Analysen, Ratgeber für Patienten. Hat das etwas verändert an unserer Herzmedizin? Immer noch sind in Deutsch-land Herz-Kreislauf-Leiden die Todesursache Nummer eins – obwohl wir 90 Prozent der Risikofaktoren allein durch unseren Lebensstil ausschalten könnten. Und trotzdem werden in Deutschland dreieinhalbmal mehr Herzkathetereingriffe vorge-nommen als in anderen OECD-Staaten, ohne erkennbaren ge-sundheitlichen Nutzen.

Das ist der Grund, warum ich dieses Buch geschrieben habe – es muss sich etwas ändern in der Kardiologie. Diese immer stärker apparate- und technikfixierte medizinische Disziplin muss wieder zu einer Herzmedizin, zu einer Medizin mit Herz werden. Ärzten und Patienten kommt in diesem Prozess eine besondere Rolle zu. Beide leiden zunehmend. Die einen am Verlust ihrer Ideale, die anderen an der zunehmenden Kälte des Medizinbetriebs. Vielleicht kann ein Autor wie ich, der sich als Leiter eines Herzkatheterlabors 30 Jahre lang selbst über-wiegend mit der technischen Seite der Kardiologie befasst hat, glaubwürdiger als andere einen Richtungswandel fordern. Vielleicht finden Patienten dadurch neue Orientierung in dem Behandlungsdschungel von Hausarzt und Kardiologen, von Computertechnik und Katheterkunst, von medikamentösen und invasiven Therapien.

Die Technik überdeckt den Blick auf die Ursachen

Herzkatheter sind geradezu ein Paradigma der modernen Medi-zin: Sie stehen für Hightech, Präzisionsarbeit und ein mecha-nisches Verständnis des Körpers. Funktionelle Fehler werden mithilfe von Kathetern gesucht, gefunden und repariert. Im Falle eines akuten Herzinfarkts ist diese Handlungsweise lebens-rettend und ein echter Fortschritt in der Medizin. Viel häufiger aber werden Katheter eingesetzt, um einfach wieder zum Alltag

❗ Die 10 häufigsten Todesursachen (i. Tsd.)

71 665 Tote	Koronare Herzkrankheit
52 516 Tote	Akuter Herzinfarkt
46 410 Tote	Herzschwäche
44 433 Tote	Bronchial- und Lungenkrebs
26 654 Tote	Sonstige chronische Lungenerkrankungen mit Verengung der Atemwege
22 562 Tote	Herzkrankheiten infolge von Bluthochdruck
20 400 Tote	Demenzerkrankungen
20 387 Tote	Schlaganfall (ohne Blutungen und Hirninfarkt)
17 898 Tote	Brustkrebs
17 761 Tote	Lungenentzündung

Von den 869 582 Todesfällen in Deutschland entfallen 39 Prozent auf die zehn häufigsten Erkrankungen, davon über die Hälfte allein auf eine Herzerkrankung (rote Balken).

Datenquelle: Statistisches Bundesamt 2014 (Sterbefälle insgesamt 2012 nach den 10 häufigsten Todesursachen)

zurückkehren zu können – das, was störte, ist ja beseitigt worden. Die wenigsten Patienten machen sich Gedanken darüber, dass nicht die eine oder andere Engstelle eines Gefäßes das eigentliche Problem war, sondern ihr Lebensstil das Kreislaufsystem und das Herz überlastet hat. Sie rauchen weiter, sie essen wie früher, und vor allem stressen sie sich wie eh und je.

Obwohl chronische Krankheiten, und dazu zählen Herz-Kreislauf-Leiden, die Hauptlast in unserer Gesellschaft ausmachen (80 Prozent der Bevölkerung leiden darunter), hat die Medizin diesbezüglich wenig zu bieten. Sie lindert erfolgreich die Symptome – kurzfristig – mit potenten Medikamenten wie Antibiotika und Kortison oder raffinierter Technik wie miniaturgroßen in die Brust eingepflanzten Herzschrittmachern oder sogar Defibrillatoren, die das Herz wieder anspringen lassen wie einen Motor durch Kurzschließen der Zündkabel. Wir Ärzte sind perfekt geworden in der Diagnose und Analyse von Krankheitsursachen. Aber unsere Kunst beschränkt sich immer nur auf die Reparatur – wir sind hilflos, wenn es darum geht, die Wurzeln des Übels auszuhebeln. Wir helfen Menschen nicht, gesund zu werden – erst recht nicht, gesund zu bleiben – wir stellen nur den biologischen Normzustand wieder her, bestenfalls.

Wir müssen nicht umkehren, Bewährtes über Bord werfen. Nur den Blick weiten. Einsehen, dass eine technisch brillante Akut- und Notfallmedizin ohne eine ganzheitliche Betrachtung Menschen nur repariert, nicht heilt.

Wir müssen nicht umkehren, Bewährtes über Bord werfen. Nur den Blick weiten. Einsehen, dass eine technisch brillante Akut- und Notfallmedizin ohne eine ganzheitliche Betrachtung Menschen nur repariert, nicht heilt.

Der Lebensstil als Heilmittel

Herzkranke können in vielen Fällen geheilt werden, aber das geschieht zumindest langfristig nicht mit Technik oder Arzneimitteln. Es passiert nur dann, wenn die Betroffenen ein anderes Gefühl für sich und ihre Körper entwickeln, wenn sie Stress erkennen und anders damit umgehen lernen, wenn sie Bewegung als Freude und nicht mehr als Last empfinden, wenn sie kochen lernen und dabei gute, gesunde Öle von schlechtem Fett zu unterscheiden lernen. Langzeitstudien über viele Jahre und mit Tausenden von Teilnehmern haben gezeigt, wie wirksam Lebensstilveränderungen das Risiko einer Herzerkrankung senken können.

Einer der prominenten Pioniere ist der amerikanische Kardiologe Dean Ornish, der zuletzt den ehemaligen US-Präsidenten Bill Clinton behandelte. Der hatte im Jahr 2010 in einer Notoperation zwei Stents in seine Herzkranzgefäße eingesetzt bekommen und, wie das bei einem Kathetereingriff üblich ist, diesen ohne Narkose bewusst erlebt. Später konnte er auf einem Film den Zustand seiner Herzkranzgefäße selbst in Augenschein nehmen, und das hat ihn wohl dazu veranlasst, grundsätzlich an das Problem heranzugehen.

Der Verzicht auf Nikotin, der Abbau von Übergewicht, eine weitgehend vegetarische Ernährung, mehr Bewegung und vor allem auch regelmäßige Entspannung verbessern nicht nur den allgemeinen Gesundheitszustand. Sie lassen, so konnte Dean Ornish an Probanden nachweisen, sogar die Arteriosklerose zurückgehen – die Gefäße weiten sich wieder, die Ablagerungen werden weniger!

Zeit für Gespräche

Ist das nicht ein viel lohnenswerteres Ziel, als die Gefäße mit metallischen Netzen zu stützen und Umleitungen zwischen verstopften Gefäßen zu legen? Unsere technischen Ansätze, das Kreislaufsystem zu reparieren, sind voller Risiken – vor allem weil die Qualität der Eingriffe stark schwankt. Bei jedem sechsten therapeutischen Eingriff mit einem Herzkatheter kam es hinterher zu Komplikationen, fand eine Erhebung des Wissenschaftlichen Instituts der Allgemeinen Ortskrankenkassen (WIdO) heraus – ein Skandal, denn wenn Ärzte sorgfältig arbeiten würden, wäre ein Herzkatheter eigentlich ein risikoarmes Verfahren.

Doch was bedeutet »sorgfältiges Arbeiten« in der Herzmedizin? Lange vor einem möglichen Katheter steht eine gründliche Anamnese der Patienten, und schon hier beginnen die Probleme. Die Hausärzte, die eigentlich am besten geeignet wären, das individuelle Umfeld ihrer Patienten und seine Auswirkungen auf deren Gesundheit zu erfassen und einzuschätzen, haben bei rund 60 Patienten am Tag kaum Zeit, ausführliche Gespräche zu führen. Außerdem haben sie einen überdurchschnittlichen Anteil an älteren und deshalb meist multimorbiden Patienten, bei denen allein die Vielzahl der eingenommenen Medikamente Probleme macht. Diabetespatienten zum Beispiel nehmen häufig über ein Dutzend verschiedene Wirkstoffe zu sich. Dass es dabei nicht nur zu unerwünschten Wechselwirkungen kommen kann, sondern dass auch einige der am häufigsten verschriebenen Herzmedikamente für ältere Menschen nicht geeignet sind, hat die Priscus-Liste gezeigt, die von Pharmakologen und Ärzten gemeinsam erstellt wurde. Eine Studie der Technischen Universität Dresden kam zu dem Schluss, dass die Hausärzte, die die Routineversorgung von immerhin 80 bis 90 Prozent der

Herzkranken in Deutschland übernehmen, tendenziell von dem »komplexen Anforderungsprofil« überfordert sind.

Sollte man deshalb lieber gleich zum Kardiologen gehen? Das Aufsuchen eines Facharztes hat seine eigenen Probleme, denn meine Kollegen gehen häufig wenig verantwortungsbewusst mit der Indikation um. Anstatt sich mit einem EKG und einem Belastungs-EKG zu begnügen, mit dem man bereits 80 Prozent der möglichen Diagnosen stellen könnte, verführen die Hightech-Praxen zu vielen Untersuchungen, die alle Nebenwirkungen haben, aber nur in den wenigsten Fällen einen Zusatznutzen. Das fängt mit einer Ultraschalluntersuchung des Herzens an, die, wie Studien aus Norwegen zeigen, zwar Befunde erbringen, aber nicht den geringsten Einfluss auf die Lebenserwartung haben. »Für Gespräche habe ich keine Zeit, die werden mir nicht bezahlt«, sagte einer meiner Kollegen seiner Patientin. »Wir können aber einen Ultraschall machen und uns dabei unterhalten.«

So viel Technik wie nötig

Wohin ist die Medizin gekommen, wenn die ureigenste Heilkraft, die menschliche Beziehung, sich nicht mehr entfalten kann? Wenn Ärzte die Kunst verlernen, den Patienten Vertrauen einzuflößen, zuzuhören, Kontakt aufzunehmen, auch körperlich – denn viele meiner Kollegen schauen ihren Patienten nicht mehr in die Augen, sondern nur noch auf den Bildschirm mit den Befunden. Und den anderen anzufassen, körperlich zu untersuchen, ist in der wissenschaftsbasierten Medizin irgendwie völlig aus der Mode gekommen.

Den anderen anzufassen, körperlich zu untersuchen, ist in der wissenschaftsbasierten Medizin irgendwie völlig aus der Mode gekommen.

Verstehen Sie mich bitte nicht falsch – ich bin ein großer Anhänger der evidenzbasierten Medizin und der Tatsache, dass Ärzte nicht mehr selbstherrlich und unüberprüft Therapien anwenden können. Aber der Begründer der sogenannten evidenzbasierten Medizin, der Kanadier David Sackett, hat seine Forderung nach mehr Wissenschaftlichkeit nie so verstanden, dass dabei die Erfahrung des Arztes und die klinische Praxis aus dem Blick verloren werden dürften. Die große Bedeutung einer positiven Beziehung zwischen Arzt und Patient ist zuletzt sogar von der Bundesärztekammer wieder bestätigt worden, als sie dazu aufforderte, den Placeboeffekt stärker zu nutzen, anstatt so viele Medikamente zu verschreiben. Der Placeboeffekt bezeichnet nicht weniger als die Rolle des Glaubens, oder, wenn Sie so wollen, des Vertrauens in die Kraft des Positiven. Nicht zuletzt weil der Placeboeffekt von vielen individuellen Faktoren beeinflusst ist, lässt er sich so schwer messen und nur deshalb, weil er von den unzulänglichen Methoden der Wissenschaft kaum erfasst werden kann, wertet ihn die Medizin völlig zu Unrecht ab.

Die Messbarkeit von Verfahren ist der Antrieb für eine gewaltige, an Gewinnen orientierte Gesundheitsindustrie. Sie ist der Grund dafür, dass die Technik einen so großen Teil der Medizin erobert hat, und die Kardiologie steht dabei an erster Stelle. Dabei scheinen sich nur wenige meiner Kollegen darüber Gedanken zu machen, was die Fülle der Daten, die sie aus komplexen technischen Verfahren wie einem Szintigramm, dem dreidimensionalen Röntgen oder gar einer Kernspintomografie ziehen, dem Patienten wirklich bringt. Ja, es ist faszinierend, eine bis auf den Millimeter genaue Darstellung der Herzkranzgefäße in allen drei Dimensionen auf einem Bildschirm zu sehen. Aber was sagt sie uns über die Lebenswirklichkeit des Patienten – seine Belastungen, sein Potenzial, seinen Lebenswillen, seine Freuden? Alle diese Faktoren jedenfalls sind es, die seine Gesundheit entscheidend beeinflussen, das zeigt auch die Psychokardiologie, die erst langsam in der Kardiologie Anerkennung findet. Warum wohl ist das Herz von einem komplexen Nervengeflecht umgeben, das sich willentlich zwar beeinflussen, aber keinesfalls willentlich steuern lässt? Es sind emotionale Faktoren, vor allem Erniedrigung – zum Beispiel am Arbeitsplatz –, Trauer und Einsamkeit oder Feindseligkeit, die das Herz schädigen. Schließlich hat es nicht nur Rezeptoren für Oxytozin, es produziert auch dieses sogenannte Liebeshormon, und körperliche Nähe, Empathie aber auch Berührung durch Massage wirken sich positiv auf das Herz aus.

Meine Freiheit als Patientenberater

Die Kardiologie also, wie sie heute überwiegend praktiziert wird, führt zu jeder Menge Diagnostik und technischen Untersuchungen, von denen viele fast automatisch zu einem Termin im

Katheterlabor führen – auch wenn das gar nicht notwendig wäre. Dass viele Patienten das intuitiv spüren und die Vorschläge ihres Arztes skeptisch hinterfragen, hat in meiner beruflichen Laufbahn zu einer neuen Berufung geführt – der des Patientenberaters. Seit ich vor wenigen Jahren in Ruhestand getreten bin, leiste ich mir den Luxus, das ganz offen zu hinterfragen, was ich selbst viele Jahrzehnte mitgetragen habe – eine Kardiologie, die sich als Apparatemedizin versteht.

Habe ich das Recht dazu? Ich nehme es mir, denn als Leiter eines Katheterlabors im Großraum Frankfurt habe ich mich immer vor allem den Patienten verpflichtet gefühlt und eine im besten Sinne konservative und so wenig wie möglich invasive Medizin praktiziert. Aber ich habe auch die Zwänge kennengelernt, den wachsenden Druck, die teure Technik auszulasten, die fehlgeleiteten ökonomischen Impulse, welche das Gesundheitssystem setzt, und die Nachfragen von Patienten nach einer Art von »Reparaturmedizin«. Ich war fasziniert von den Möglichkeiten, welche die Kathetertechnik im akuten Krisenfall bietet – doch irgendwann bin ich von der Dynamik des Medizinbetriebs überrollt worden und musste feststellen, wie weit sich die Kardiologie und damit auch meine Arbeit längst von dem entfernt hatten, was mir immer wichtig war – der Mensch und seine Nöte.

In meiner Praxis als Patientenberater erlebe ich viele Überraschungen. Häufig kann ich zwar die Empfehlungen von Kollegen bestätigen und muss sie nur ausführlich erklären, doch immer wieder werde ich mit ärztlichen Ratschlägen konfrontiert, die man nur als absurd bezeichnen kann – das Ansinnen zum Beispiel, ein Gefäß zu öffnen, nur weil es verschlossen ist. Auch wenn der Infarkt in der Herzmuskelpartie dahinter bereits erfolgt ist und das Blut sich längst neue Bahnen gesucht hat. Die Engstelle in einem solchen Fall zu öffnen bringt nur Risiken, aber nicht den geringsten Nutzen.

Die Hierarchien in der Medizin müssen sich ändern

Was also muss sich in der Kardiologie ändern, damit sie wieder zu einer Herz-Medizin werden kann? Patientenberater wie ich können nur eine Übergangslösung sein oder eine Kontrollinstanz, keinesfalls die Lösung. Die Kardiologie muss sich reformieren: Sie muss dem Technikpark Grenzen setzen und stattdessen ihre ethische wie professionelle Haltung weiterentwickeln – überflüssige Untersuchungen sind nicht nur für den Patienten schlecht, sondern auch für die Allgemeinheit, die diesen Missstand schließlich finanzieren muss. Und so wie das Herz auf den gesamten Körper und alle Organe Einfluss hat, so muss die Kardiologie in interdisziplinärer Zusammenarbeit mit Allgemeinmedizinern und anderen Therapeuten Wege und Lösungen finden, sinnvolle Therapien zu entwickeln, die auf die gesamte Konstitution positiv wirken, anstatt dort weitere Nebenwirkungen zu produzieren. Wenn es zum Beispiel gelingt, den Lebensstil positiv zu verändern, wirkt sich das nicht nur am Herzen positiv aus, sondern es verhindert auch Diabetes, Übergewicht, Arthrose und Depression.

Die Kardiologie muss sich reformieren: Sie muss dem Technikpark Grenzen setzen und stattdessen ihre ethische wie professionelle Haltung weiterentwickeln – überflüssige Untersuchungen sind nicht nur für den Patienten schlecht, sondern auch für die Allgemeinheit, die diesen Missstand schließlich finanzieren muss.

Die Erkrankungen des depressiven Formenkreises, einschließlich des Burn-out-Syndroms, nehmen dramatisch zu. Die Depression steht bereits an dritter Stelle der koronaren Risikofaktoren. Wenn Soziologen schon von der »erschöpften Gesellschaft« sprechen, dann wird es auch höchste Zeit, nicht nur mit dem Finger auf die Patienten zu zeigen, weil sie zu wenig für Ihre Gesundheit tun. Dann müssen unsichere Arbeitsverhältnisse und die der digitalen Revolution anzulastende Auflösung der Grenzen zwischen Arbeit und Privatsphäre als Krankmacher in den Blick genommen und verändert werden.

Der Lebensstil aber kann nur positiv verändert werden, wenn sich die Hierarchien in der Medizin ändern. Der »aufgeklärte Patient«, wie er im Moment den Sprachgebrauch der Heilkunst beherrscht, ist ja nur ein Terminus, der abstrakte Verantwortung auf den Patienten überwälzt, um sich vor rechtlichen Folgen zu schützen. Drei Seiten Kleingedrucktes und eine Unterschrift reichen aber nicht aus, den Patienten dazu zu bringen, wirklich Verantwortung für den Heilungsprozess und damit auch für sein Leben zu übernehmen. Er muss stattdessen mithilfe seines Arztes die Erfahrung machen, dass sich das lohnt, dass er die Kraft zu Veränderungen hat, die persönlichen Ressourcen, und etwas, was ihm kein Arzt der Welt geben kann: den Willen, sich zu verändern.

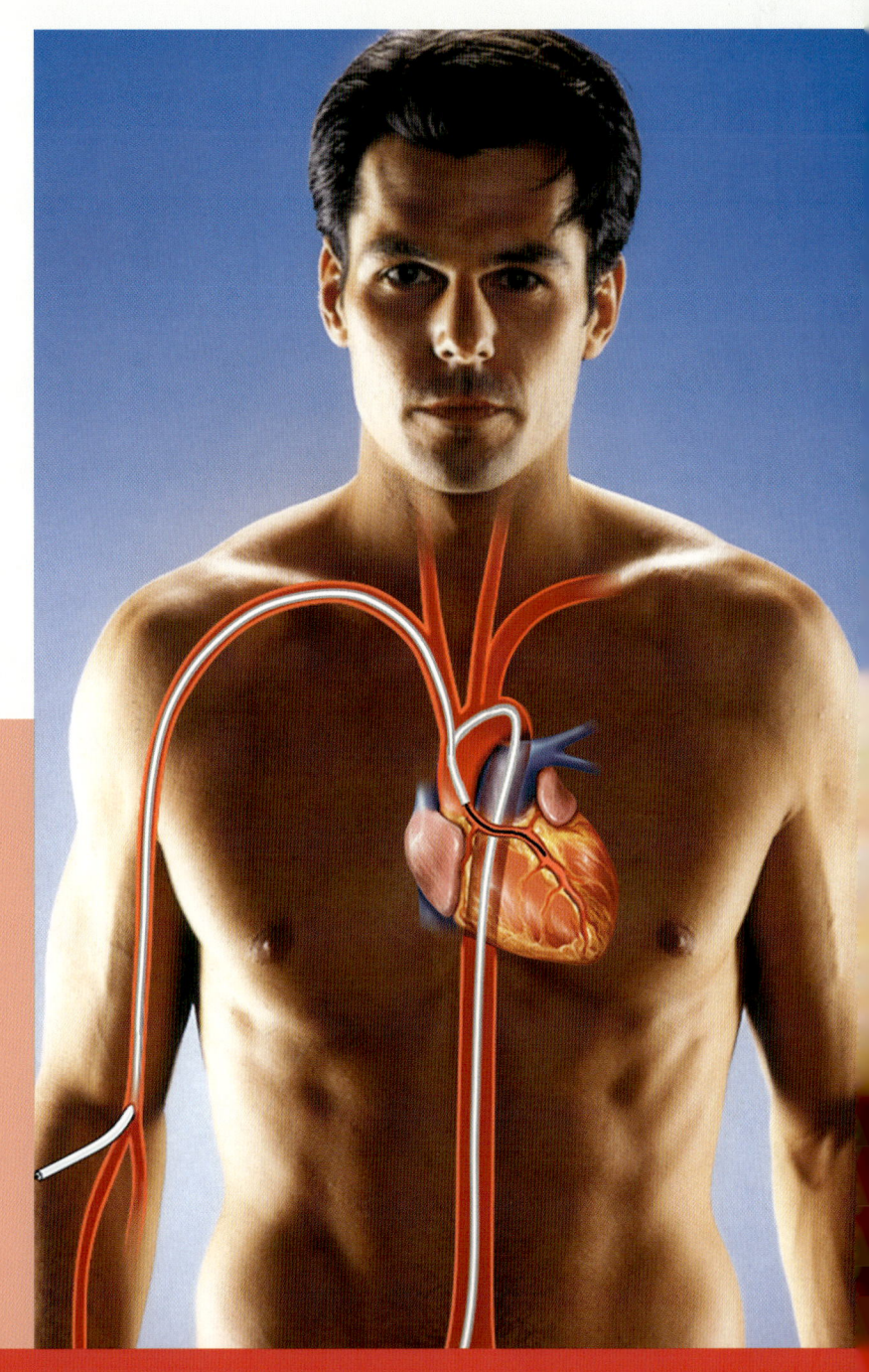

Wie die **Kardiologie** zur **Gerätemedizin** wurde

880 000 Herzkatheter werden in Deutschland jährlich gesetzt. Bei jedem sechsten Eingriff kommt es zu Komplikationen. Jeder zehnte muss wiederholt werden. Trotz der Häufigkeit der Eingriffe sterben in Deutschland prozentual mehr Menschen an einem Infarkt als in den Nachbarländern Österreich oder Schweiz. Oder vielleicht wegen den Untersuchungen? Ist die Technik hier Fluch oder Segen?

Geschichte der Herztechnologien

Am 3. Dezember 1967 begann eine neue Zeitrechnung – nicht nur in der Medizin, sondern auch, was unsere Vorstellung von Leben angeht. Ein Chirurg aus Kapstadt, Christiaan Barnard (1922–2001), setzte einem 53-jährigen litauischen Gemüsehändler, der nach Südafrika ausgewandert war, das Herz einer 25-jährigen Frau ein. Die junge Bankangestellte, Denise Dervall, war von einem Betrunkenen überfahren worden und hatte schwerste Gehirnverletzungen erlitten. Ihr Vater erteilte die Genehmigung für ein Experiment, das Medizingeschichte schreiben sollte und Christiaan Barnard zu einem der berühmtesten Ärzte der Menschheitsgeschichte machte.

Barnard wurde von Herrschern empfangen, hatte mit Filmstars Affären und wurde ein Mitglied des internationalen Jetset. Erst viel später erfuhr die Öffentlichkeit, dass der eigentliche Star des 31-köpfigen Transplantationsteams Hamilton Naki (1926–2005) war, ein schwarzer Arzt, dessen Leistungen aufgrund der Rassengesetze Südafrikas nicht publik gemacht werden durften. Stattdessen gingen Bilder von Barnard und seinen Herzempfängern um die Welt: Zum ersten Mal entdeckten die Medien den Patienten als Thema, schrieben Sozialwissenschaftler später.

Louis Washkansky, der Gemüsehändler, lebte nur 18 Tage, weil sein Immunsystem durch Medikamente unterdrückt wurde, und sein Körper deshalb einer Infektion nicht widerstehen konnte. Doch Philip Blaiberg, der südafrikanische Zahnarzt, den Barnard als Nächsten transplantierte, gewann bereits 18 Monate Lebenszeit. Und so verbesserten sich die Chancen mit jedem Operierten, auch wenn von den 164 Patienten, die bis 1970 in rascher Folge ein Spenderherz bekamen, zu diesem Zeitpunkt nur noch 20 lebten. Jedem von ihnen ist zu danken für ihren Mut in einer aussichtslosen Lage, der vielen Menschen in späteren Jahren durch medizinischen Fortschritt das Leben rettete.

Neudefinition des Lebens

Die erste Herztransplantation ist aber nicht nur Medizingeschichte, sondern hat Auswirkungen bis heute: 1968 verkündete die Harvard Medical School, eine der besten medizinischen Fakultäten der Welt, inspiriert durch die Pioniertat Barnards und seines Teams, eine neue Definition des Lebens – die Hirntodkriterien. Das Zentrum des Lebens wurde plötzlich per Dekret von der Brust in den Kopf verlegt: Nicht das Ausbleiben des Herzschlags wurde künftig als Zeichen des Endes des Lebens gesehen, sondern das Fehlen zentraler Hirnströme. So werden heute Menschen für tot erklärt, deren Herz noch laut und kräftig schlägt – etwas, was unserer Intuition widerspricht, aber dennoch die Basis der Organverpflanzung ist.

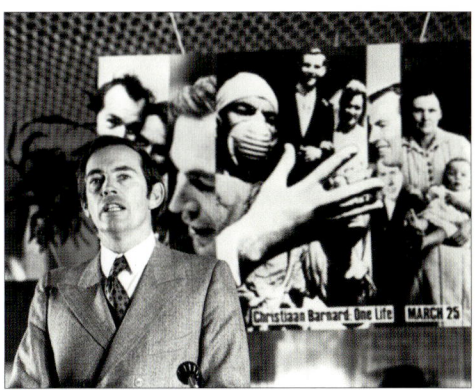

Bis dahin war das Herz das Zentrum des Körpers gewesen – eine Vorstellung, die eine lange Tradition hat. Schon im antiken Ägypten galt das Herz als zentrales Organ des Körpers und Sitz der Seele, selbst noch nach dem Tod. Auch die folgenden Kulturen Persiens, Griechenlands, der Römer und Araber sahen im Herzen das Zentrum des Menschenbilds. Nur wenn es

Dem Chirurgen Christiaan Barnard gelang 1967 mit einem 31-köpfigen Team erstmals eine Herztransplantation.

nicht mehr schlug und infolgedessen die Atmung ausblieb und der Körper keine Reflexe mehr zeigte, galt der Mensch als tot.

Die Entdeckung des Blutkreislaufs

Erst die Renaissance lenkte das Licht der Wissenschaft auf dieses magische Bild des Herzens. Der Engländer William Harvey (1578–1657) schrieb sich 1597 an der berühmten medizinischen Fakultät von Padua ein, wo Girolamo Fabrizio (ca. 1533–1619) lehrte, der berühmteste Anatom seiner Zeit. Seine öffentlichen Sektionen an Leichen brachten damals Studenten aus ganz Europa in seinen Hörsaal. Er machte viele bahnbrechende Entdeckungen, und er beschrieb als Erster genau die Form der Venen und ihrer seltsamen Klappen, deren Funktion er sich nicht erklären konnte.

William Harvey aber, der englische Gasthörer, hatte seine eigene Theorie. Die Thesen arabischer Ärzte aufgreifend, widersprach er der gängigen Theorie, das Herz würde aus der Lunge mit dem geheimnisvollen »Pneuma«, einer Essenz der Luft, versorgt. Er postulierte, dass die Lungenvenen Blut ins Herz transportierten und dieses den lebensnotwendigen Saft wie eine Pumpe fortbewegt. Sein Modell war eine wirkliche Revolution, denn 1400 Jahre lang hatte das anatomische Bild des griechisch-römischen Arztes Galen (129–200) die Medizin geprägt. In der antiken Vorstellung war das Blut in der Leber aus Nahrung entstanden, danach reinigte es sich in der rechten Herzhälfte. Die enthaltenen Schadstoffe wurden über die Lungenarterien geleitet und dann ausgeatmet. Das gereinigte Blut hingegen drang durch unsichtbare Poren in die linke Herzseite, wo es sich mit dem »Pneuma« vereinigte und dort den Lebensgeist bildete. Der breitete sich vom Herzen über den ganzen Körper aus und nährte die Organe. Die Atmung diente nach Vorstellung der antiken Ärzte auch dazu, das überhitzte Blut zu kühlen.

Harvey widersprach vehement der Annahme, dass das Herz Poren habe, und er zeigte an Tieren, dass die Lungenvenen nicht mit Luft, sondern mit Blut gefüllt waren. Stattdessen beschrieb er den Blutkreislauf, wie er in Grundzügen auch heute noch gelehrt wird: Die Venen führen Blut zum Herzen, das es durch sein Pumpen ansaugt. Die Venenklappen verhindern den Rückfluss. Vom Herzen aus leiten die Arterien das Blut in die Extremitäten des Körpers. Über die Venen fließt es wieder hin zum Herzen (siehe Kasten rechts).

Harveys jüngerer Zeitgenosse, der französische Philosoph René Descartes (1596–1650), griff das Kreislaufmodell auf und verwendete es, um mit Mitteln der Mathematik ein rationales Bild des Körpers zu zeichnen, dem jede Magie fehlte. Das Herz wie auch andere Körperfunktionen verglich er mit einer Maschine. In seinen »Abhandlungen über die Methode des richtigen Vernunftgebrauchs« (1637) schrieb er: »... so will ich ihnen bemerken, dass diese soeben

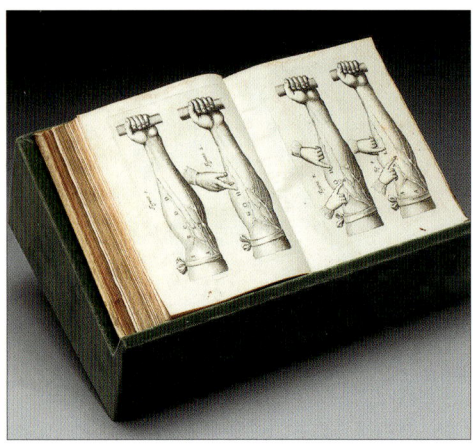

In »De Motu Cordis« (1628) veröffentlichte William Harvey seine bahnbrechenden Studien zum Blutkreislauf.

Der Blutkreislauf des Herzens

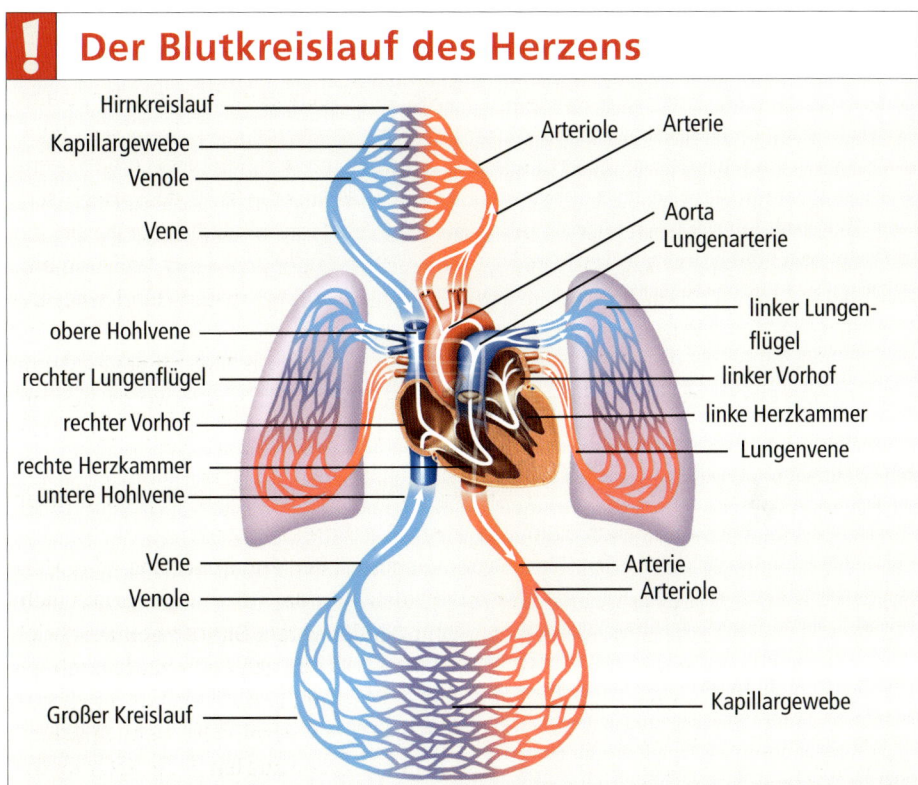

Hirnkreislauf
Kapillargewebe
Venole
Vene
obere Hohlvene
rechter Lungenflügel
rechter Vorhof
rechte Herzkammer
untere Hohlvene
Vene
Venole
Großer Kreislauf

Arteriole
Arterie
Aorta
Lungenarterie
linker Lungenflügel
linker Vorhof
linke Herzkammer
Lungenvene
Arterie
Arteriole
Kapillargewebe

Der Kreislauf besteht aus zwei unterschiedlichen Bahnen, dem Körper- und dem Lungenkreislauf. Die rechte Herzhälfte pumpt sauerstoffarmes Blut (blau) über die **Lungenarterie** in die rechte und linke **Lunge**. In den **Lungenkapillaren** binden die roten Blutkörperchen Sauerstoff aus der Atemluft. Kohlendioxid wird über die Atemluft ausgeschieden. Das angereicherte Blut (rot) fließt über die **Lungenvenen** zum linken Herzen zurück, vom Vorhof zur Kammer. Von dort wird es über die größte Schlagader, die **Aorta**, und immer schmalere **Arterien** in den ganzen Körper transportiert. In den feinen **Kapillaren** findet der Austausch von Sauerstoff, Nährstoffen und Stoffwechselendprodukten statt. Zugleich sind sie das Bindeglied zwischen Arterien und Venen: Aus den Kapillaren werden **Venolen**, die das nach dem Stoffaustausch sauerstoffarme Blut sammeln. Sie verbinden sich zu **Venen**, die über die obere und untere **Hohlvene** zurück zum Herzen führen und im rechten Vorhof münden, wo der Lungenkreislauf beginnt. Der Druck im Körperkreislauf ist deutlich höher als der im Lungenkreislauf. Die Arterien, die vom Herzen wegführen, sind deshalb dicker und elastischer als die Venen.

von mir erklärte Bewegung bloß aus der Ordnung der Organe, die man mit seinem Auge im Herzen sehen, und der Wärme, die man mit seinen Fingern dort fühlen, und der Natur des Blutes, die man erfahren kann, ebenso notwendig folgt, wie die Bewegung eines Uhrwerks aus der Kraft, der Lage und der Gestalt seiner Gewichte und Räder.« Dieses »cartesianische«, mechanische Körperverständnis prägt bis heute die Medizin.

Die Möglichkeit, das Herz wiederzubeleben, veränderte das Menschenbild grundlegend. Die Entzauberung dieses geheimnisvollen Organs regte die Entwicklung immer neuer diagnostischer Instrumente an.

Zurück von den Toten

Harveys Entdeckung des Blutkreislaufs brachte ein Verständnis vom Zusammenhang von Lunge und Herz, das die Wiederbelebung ermöglichte. 1744 wurde zum ersten Mal beschrieben, wie ein Mensch durch Mund-zu-Mund-Beatmung vom Tod erweckt wurde: Der schottische Chirurg William Tossach (ca. 1700–1771) rettete so einem Bergmann, der aus Überanstrengung tot zusammengebrochen war, das Leben. Bis dahin hatte der Atem als göttlicher Odem und Seele gegolten, und es war genauso eine Sünde, ihn zu nehmen wie ihn zu geben. Das kostete viele »Scheintote« das Leben. 30 Jahre später gelang die erste Wiederbelebung durch elektrische Herzstimulation: Ein »Mr. Squires aus Soho«, wie ihn die Historiker beschreiben, nahm die erste Reanimation durch Elektroschock vor. Der deutsche Arzt Christoph Wilhelm Hufeland (1762–1836) gab den Rat, dabei eine Elektrode in den Rachen einzuführen und die Gegenelektrode außen am Herzen zu befestigen.

Frankenstein und die Elektrizität

Mary Shelley (1797–1851), die zu Beginn des 19. Jahrhunderts die Figur des Arztes Frankenstein erfand, der einen Menschen aus Leichenteilen erschaffen wollte, verarbeitete in ihrem Roman Erfahrungen der Mediziner ihrer Zeit. Viele Wissenschaftler verfolgten damals mit Interesse die Elektrizität und experimentierten damit. Shelleys Roman war eine Warnung an die Gesellschaft, Gott spielen zu wollen, denn die Möglichkeit, das Herz wiederzubeleben, veränderte das Menschenbild grundlegend.

Die Entzauberung dieses geheimnisvollen Organs regte die Entwicklung immer neuer diagnostischer Instrumente an, die Herzschäden sichtbar machten. 1816 erfand der Franzose René

Théophile Hyacinthe Laënnec (1781–1826) das Stethoskop. Bis dahin hatten Ärzte ihr Ohr auf die Brust ihrer Patienten gelegt, um Herztöne und -geräusche zu hören. Laënnec, ein praktisch veranlagter Wundarzt in der napoleo-nischen Armee, hatte die Idee, Papier zu einem Hörrohr zusammenzurollen. Später verwendete er hölzerne Rohre. Manchmal ist es erstaunlich, wie lange Errungenschaften brauchten, die uns heute fast archaisch einfach vorkom-men. Aber das Telefon war natürlich noch lange nicht erfunden. Und bis die moderne Form des Stethoskops – mit Gummischläuchen und einer Doppel-membran zur Verstärkung der Töne – auf den Markt kam, dauerte es noch bis zur Mitte des 20. Jahrhunderts. Im-merhin konnte man um 1900 schon den Blutdruck messen.

Der Arzt René T. H. Laënnec beim Abhören eines Patien-ten mit dem von ihm erfundenen Stethoskop aus Holz.

Die Vermessung des Herzens

1903 hatte der Holländer Willem Eint-hoven (1860–1927) auch einen Elektro-kardiografen (EKG) zur besseren Diagnostik von Herzfehlern entwickelt. Er baute dabei auf Experimenten von Augustus Désiré Waller (1856–1922) auf, einem englischen Physiologen, der zum ersten Mal seinem Hund Jimmy die Herzströme abgenommen hatte. Auch menschliche Patienten mussten damals noch Hände und Füße zur Ableitung der Herzströme in eine Salzlösung tau-chen. Dann wurden kleine Metallscheiben an den Hand- und Fuß-gelenken befestigt und durch Drähte mit dem Messgerät verbun-den. Das Untersuchungsverfahren drängte das strahlenintensive Röntgen zurück, das damals ohnehin noch zu ungenau war, um präzise Aussagen über das Herz zu ermöglichen.

An die erste Herzoperation hatte sich, 70 Jahre vor Christiaan Barnard, der Frankfurter Chirurg Ludwig Rehn (1849–1930) ge-wagt: 1896 nähte er das Herz eines Frankfurter Gärtnergesellen, das bei einer Messerstecherei verwundet worden war. Experimente an Tieren hatten zuvor gezeigt, dass der Herzmuskel zur Regeneration fähig war. Doch es sollte noch weitere 50 Jahre dauern, bis eine Maschine verlässlich den Kreislauf der Patienten aufrechterhalten konnte, während der blutentleerte Herzmuskel von Chirurgen verarztet wurde. Den Erfolgskurs der Herz-Lungen-Maschine stützte die Entdeckung des Gerinnungshemmers Heparin, der die Risiken dieses Verfahrens senkte. Die erste künstliche Herzklappe wurde 1961 eingesetzt.

Ein Elektrokardiograf wurde 1887 der Öffentlichkeit erstmals an einem Hund demonstriert.

Schall und Strom

Dennoch waren die Todesraten bei Herzoperationen immer noch hoch, da die diagnostischen Instrumente zu ungenau waren. Der schwedische Kardiologe Inge G. Edler (1911–2001) arbeitete deshalb mit dem Physiker Carl Hellmuth Hertz (1920–1990) an einem Ultraschallgerät für die Herzdiagnostik. Die militärische Forschung für den Zweiten Weltkrieg hatte die Entwicklung der Radar- und Sonartechnologie vorangetrieben und diese wurden nun auch für die Medizin entdeckt. Wir können uns heute kaum mehr vorstellen, dass die Patienten damals in ein Wasserbad eintauchen und sich mit Bleiplatten beschweren lassen mussten, eine Methode, die nur robuste Probanden aushielten. In einem weiteren Schritt konnten die zu Untersuchenden bereits im Trockenen sitzen – auf einem Stuhl in der Nische eines Wasserbehälters, in dem der Schallkopf um sie herumfuhr. Um eine bessere Leitfähigkeit zu erreichen, musste man sich damals mit Autoöl einschmieren. Anfang der 60er-Jahre hatten Edler und Hertz ein Ultraschallgerät entwickelt, das in unmittelbarem Kontakt mit dem Brustkorb eine Echokardiografie ermöglichte. Die Todesraten bei den Operationen sanken. Auch der erste Herzschrittmacher mutet heute vorsintflutlich an: ein Modell der 30er-Jahre – extern anwendbar und aufziehbar mit Uhrwerk – war noch zu plump, um serienreif zu werden. Der Harvard-Mediziner Paul Zoll (1911–1999) entwickelte die ersten elektrischen Schrittmacher, die ihre Impulse noch von außen abgaben. Doch bereits 1958 wurde am Karolinska-Spital in Stockholm der erste von Åke Senning (1915–2000) und Rune Elmqvist (1906–1996) gebaute Herzschrittmacher implantiert – und er funktionierte. Die kleinen elektrischen Taktgeber sind durch die Fortschritte der Miniaturisierung und Digitalisierung inzwi-

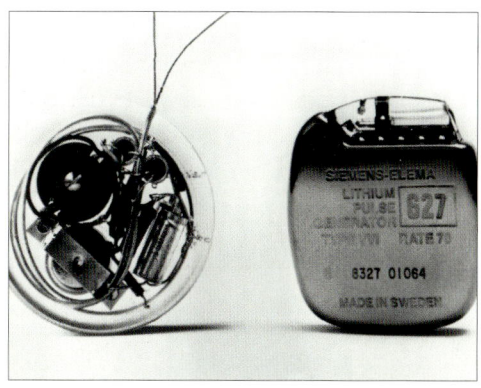

Links ein Modell des ersten implantierten Herzschritt-machers, rechts ein weiterentwickeltes Gerät von 1978.

schen kleine Diagnoselabors und können viel mehr, als nur den Rhythmus des Herzens kontrollieren: Bei lebensbedrohenden Störungen und Kammerflimmern geben sie einen Elektroschock ab, der das Herz elektrisch umpolen soll (siehe Seite 91).

Minimalinvasiv: keine großen Schnitte

Wie diese Beispiele zeigen, wurden die diagnostischen und therapeutischen Instrumente der Herzmedizin immer kleiner und wurden immer mehr in den Körper verlegt, dichter ans Herz heran. In den 60er-Jahren, zur Zeit Christiaan Barnards, waren Herzoperationen noch aufwendige und lebensgefährliche Verfahren, auch eine Bypassoperation, wie sie der argentinische Chirurg René G. Favaloro (1923–2000) 1967 zum ersten Mal durchführte. Heute gilt das Legen eines Bypasses, die Umgehung einer Verengung eines Herzkranzgefäßes, zwar nicht gerade als Kleinigkeit, aber doch als Standardtherapie, die manche Menschen an sich durchführen lassen wie eine notwendige Reparatur an ihrem Auto (siehe Seite 89–91).

Möglich wurde diese Entwicklung durch die minimalinvasive Technologie, die Nutzung der Blutgefäße als operativem Zugang zum Herzen. Den Grundstein für diese Entwicklung hatte 1929 Werner Forßmann (1904–1979) in Berlin gelegt: Im Selbstversuch schob er einen feinen Plastikschlauch in eine Ader und bis zum Herzen. Der Herzkatheter war erfunden (siehe Seite 45–49 und 76–83). Das ermöglichte nicht nur, die Herzhöhlen mit Kontrastmittel zu füllen und sie im Röntgenbild sichtbar zu machen, sondern war auch die Basis der heute weitverbreiteten unblutigen Operationstechniken der Kardiologie, bei denen Prothesen und Elektromesser durch die Adern geschoben werden.

Der Klinikleiter der Charité in Berlin, der berühmte Chirurg Ferdinand Sauerbruch (1875–1951), hat den Pionier gefeuert, mit der Bemerkung, dass seine Klinik »kein Zirkus« sei. Doch Forßmann erhielt 1956 zusammen mit zwei US-amerikanischen Ärzten den Nobelpreis. Sauerbruch hat das nicht mehr erlebt.

Operation als Vorbeugung

Die minimalinvasive Vorgehensweise, welche die Risiken eines Eingriffs deutlich senkte und darüber hinaus auch die Kosten, begründete gleichzeitig eine neue Phase der Herzmedizin: die interventionelle Kardiologie. Mitte des 20. Jahrhunderts hatte sich die Kardiologie bereits als eigene internistische Fachrichtung entwickelt – nun machte sie der Herzchirurgie Konkurrenz: Noch bevor eine Krankheit wie etwa ein Infarkt eintrat, behandelte sie bereits die Vorboten, zum Beispiel mit der Weitung verengter Gefäße wie der ersten Ballondilatation 1977 durch Andreas Grüntzig (1939–1985) in Zürich. 1986 wurden in Toulouse und Lausanne die ersten Stents eingesetzt. Das inspirierte auch die Herzchirurgen zu verfeinerten Methoden, die weniger stark in den Körper eingriffen. 1994 fand in den USA die erste Bypassoperation mit minimalinvasiver Technik statt.

Parallel zu dieser Entwicklung kamen auch zentrale Herz- und Kreislaufmedikamente auf den Markt, von denen an anderer Stelle nochmals die Rede sein wird (siehe Seite 60–71): zum Beispiel Streptokinase gegen Blutpfropfen (1959), ACE-Hemmer gegen Herzschwäche und Bluthochdruck (1981) und Statine als Cholesterinsenker (1987).

Viele Bäume, aber kein Wald

Die Suche nach den Risikoquellen wurde immer feinmaschiger: Die Koronarangiografie, die Röntgendarstellung der Herzkranzgefäße mittels eines Kontrastmittels, wurde 1958 erstmals von dem US-amerikanischen Arzt F. Mason Sones (1918–1985)

Minimalinvasive Chirurgie

Die minimalinvasive Chirurgie ist bemüht, die Verletzungen durch eine Operation so gering wie möglich zu halten. Ein wichtiger Schritt in dieser Entwicklung war die Laparoskopie, eine Bauchspiegelung, bei der durch Punktionsinstrumente (Trokare) in die Bauchdecke optische Instrumente, aber auch chirurgisches Besteck eingeführt werden. Die erste (diagnostische) Laparoskopie wurde bereits 1910 von dem Schweden Hans Christian Jacobaeus (1879–1937) vorgenommen. In den 30er-Jahren wurden in der Gynäkologie erst-

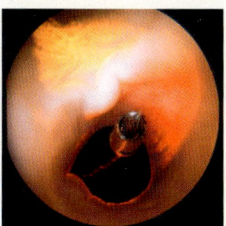

Ein Endoskop ermöglicht dem Arzt die minimalinvasive Untersuchung eines Gefäßes.

mals therapeutische Laparoskopien gemacht. Diese Technik eroberte immer mehr medizinische Felder: 1980 wurde der erste Blinddarm auf diese Weise entfernt, 1985 eine Gallenblase, 1989 folgte die erste Leisten- und 1991 eine Dickdarmoperation. Die Thorakoskopie erlaubt Einblicke in den Brustraum.

Die Laparoskopie macht minimalinvasiv die Bauchhöhle zugänglich, die Thorakoskopie den Brustraum. In der Kardiologie ermöglicht die Kathetermedizin schonende Eingriffe in die Gefäße für diagnostische wie therapeutische Zwecke. Hierbei können mithilfe eines Katheters, der kleinste Instrumente führt, Gefäße erweitert, Plaques abgetragen, Gefäßprothesen eingesetzt und Medikamente lokal abgeladen werden. Auch Bypassoperationen können unter bestimmten Voraussetzungen minimalinvasiv durchgeführt werden.

durchgeführt. Sie war die Voraussetzung für den Aufschwung der Bypasschirurgie. In den 80er-Jahren führten leistungsstarke Computer zu einem Technologiesprung in der Diagnostik – zum Beispiel Doppler-gestützten Ultraschallverfahren, mit welchen sich die Fließgeschwindigkeit des Blutes messen lässt. Seit rund 25 Jahren ermöglicht eine spezielle Ultraschalltechnik durch die Speiseröhre (transösophageale Echokardiografie, TEE), umgangssprachlich auch als »Schluckecho« bezeichnet, die Feinbeurteilung von Herzklappenveränderungen und die Suche nach Emboliequellen. Die Stress-Echokardiografie und die mit radioaktiven Substanzen markierende Myokardszintigrafie erweitern die Darstellung von Durchblutungsstörungen des Herzmuskels. Inzwischen haben auch die Computertomografie (CT) und die

Magnetresonanztomografie (MRT) im Bereich des Herzens aufgeholt: Dank schneller Rechner können sie nun auch Bilder des zuckenden Herzmuskels liefern, sogar in Echtzeit.

Je genauer die Diagnosen wurden – und diese Entwicklung teilt die Herzmedizin mit vielen wissenschaftlichen Feldern –, je präziser die Technik krankhafte Veränderungen des Herzens und der Gefäße nachweisen konnte, desto mehr ging der Kardiologie der Blick verloren für die eigentlichen Ursachen, das Ganze. Die Kardiologie schien den Wald vor lauter Bäumen nicht mehr zu sehen. Denn schließlich ist eine Thrombose zwar der Auslöser eines Infarkts, aber nicht seine Ursache. Wie kann es überhaupt dazu kommen, dass sich ein Blutpfropf bildet? Warum war das Gefäß an der Stelle verengt? Und warum halfen die vielen wissenschaftlichen Erkenntnisse nicht dabei, Herzkranzgefäßerkrankungen und Herzinsuffizienz als Todesursache Nummer eins abzulösen?

Die Framingham-Studie

Es war die US-Regierung und nicht die Medizin, die sich als erste diese Fragen stellte und eine bis dahin in Umfang und Dauer ungekannte Studie in Auftrag gab: An rund 5000 Einwohnern der Stadt Framingham in Massachusetts sollte in einer Langzeitstudie untersucht werden, welche Faktoren überhaupt herzkrank machten – waren es Arbeit oder Ernährung? Psychische Ursachen oder soziale Umstände? Die beschauliche Kleinstadt mit vorwiegend italienischstämmigen Einwohnern war gewählt worden, weil hier die Mobilität der Einwohner deutlich geringer war als im Durchschnitt amerikanischer Städte. Man wollte auf diese Weise sicherstellen, dass auch nach Jahrzehnten noch möglichst viele Personen der Ausgangsgruppe für Kontrolluntersuchungen zur Verfügung standen. Alle Probanden sollten herzgesund und zwischen 30 und 62 Jahren sein.

Die Studie begann 1948 und sie läuft immer noch – heute in der dritten Generation von Probanden. Sie wurde zu einer der prominentesten wissenschaftlichen Langzeituntersuchungen und hat Generationen von Medizinern geprägt. Über tausend wissenschaftliche Arbeiten wurden zu ihren Ergebnissen verfasst, und über die Jahre wurden immer neue Risiken für Herzkrankheiten identifiziert (siehe Kasten Seite 31).

Die Ergebnisse der Framingham-Studie

Die Framingham-Studie bringt schon seit über 60 Jahren immer neue Erkenntnisse zu den Risikofaktoren für Herzkrankheiten zutage:

● **1960er-Jahre:** Es kam heraus, dass Rauchen ein enormer Risikofaktor ist, ähnlich Cholesterin, Bluthochdruck und Übergewicht.

● **1970er-Jahre:** Die Zusammenhänge zwischen Bluthochdruck und Schlaganfall wurden entdeckt sowie die Rolle psychischer und hormoneller Faktoren: Frauen nach der Menopause galten nun als stärker gefährdet als im Zeitraum davor.

● **1980er-Jahre:** Man stellte fest, dass Cholesterin verschiedene Qualitäten haben konnte – »low-density lipoprotein« (LDL) und das dichter gepackte »high-density lipoprotein« (HDL). Im Gegensatz zum LDL schien HDL das Risiko von Herzkrankheiten zu senken.

● **1990er-Jahre:** Es zeigte sich, dass eine vergrößerte Herzkammer, der linke Vorhof, das Risiko eines Schlaganfalls vergrößert und dass Bluthochdruck zum Herzstillstand führen kann. Der Framingham Risk Score wurde publiziert, ein Index von Risikofaktoren, der für die folgenden zehn Jahre das Risiko eines Herzinfarkts bestimmt.

● **2000er-Jahre:** Es wurden unter anderem Genstudien einbezogen, und die Rolle des Übergewichts wurde erneut hervorgehoben.

● **Seit 2010:** Auswertung der Langzeitdaten in anderen medizinischen Feldern.

Wie viele Langzeitstudien sind auch die Ergebnisse von Framingham angreifbar – unter anderem weil gerade die niedrige Mobilität in der Stadt nicht typisch ist für die amerikanische Gesellschaft. Der enge Zusammenhalt italienischer Kleinstadtfamilien als Schutzfaktor bei Herzkrankheiten wurde so lange verkannt. Doch neben solchen Kritikpunkten an dem Großversuch hat die Studie eine damals epochale Erkenntnis gebracht: dass es der Lebensstil ist, der das größte Risiko einer Herzerkrankung darstellt. 90 Prozent der Herzerkrankungen, das wurde inzwischen in vielen anderen Studien bestätigt, haben ihre Ursache in einem Bereich, für den der Medizin die richtigen Instrumente fehlen – im persönlichen Lebensstil. Vor dem Hintergrund dieser Tatsache muss man sich fragen, ob die Kardiologie mit all ihren technologischen Errungenschaften nicht viel zu spät und zu oberflächlich ansetzt, um Menschen – vielleicht – zu retten. Aber davon später.

Was man sieht, wird behandelt

Wie der Blick in die Geschichte der Herzmedizin zeigt, führte die Suche nach unblutigen und weniger belastenden Eingriffen zu immer neuen Technologien. Bald ließen sie sich nicht nur für die Diagnostik von Erkrankungen, sondern auch für die Therapie einsetzen – wie zum Beispiel Katheter. Diese Fusion von Untersuchung und Behandlung gab der Kardiologie eine ganz neue Wende: Im Mittelpunkt dieser Disziplin stand nun neben der Behandlung von Schäden und Fehlfunktionen zunehmend die vorbeugende Suche nach möglichen Defekten.

Dieser sinnvolle Einsatz von Technik – vorbeugen ist immer besser als nachbehandeln – hat allerdings auch einige Nachteile: Das, was man bei so einem Herz-Check mithilfe vieler verschiedener diagnostischer Verfahren entdeckt, wird in der Regel auch behandelt. Doch das ist längst nicht immer sinnvoll. So erlebe ich in meiner Tätigkeit als Patientenberater immer wieder, dass Kollegen vorschlagen, ein verschlossenes Herzkranzgefäß zu öffnen – obwohl der Infarkt dahinter, unbemerkt, längst stattgefunden hat. Die Empfehlung, die durch die Diagnose deutlich gewordene Blockade auszuräumen, ist dann völlig unsinnig – das wäre so, als wollten Sie einen völlig vertrockneten Rasen durch plötzliches Gießen wiederbeleben. Und so, wie das Gras längst seine Samen abgeworfen hat und durch den Wind verblasen an anderer Stelle wieder Wurzeln schlägt, so hat sich das Blut, wo es nicht weiterkam, andere Wege gesucht. Der Körper nämlich ist imstande, neue Blutgefäße auszuprägen. Ein Eingriff würde in diesem Fall keinen Nutzen bringen, durchaus aber Risiken.

Die Qual der Wahl

Inzwischen gibt es kein einziges strukturelles oder funktionelles Problem des Herzens mehr, das sich nicht mit einer geeigneten Untersuchung abbilden lässt. Häufig stehen sogar mehrere Verfahren zur Auswahl. Die Vielfalt der diagnostischen Möglichkeiten ist selbst zu einem Problem geworden. Schließlich müssen medizinische Indikation, Nutzen und Risiken sowie Kosten in einem vernünftigen Verhältnis zueinander stehen. Eine unüberlegte Diagnostik kann durch fragwürdige Ergebnisse Folgeuntersuchungen notwendig machen. Im schlimmsten Fall kann sie auch zu Komplikationen führen, die vermeidbar gewesen wären.

Weniger kann da mehr sein. Selbst eindrucksvolle Technologien wie etwa die Computertomografie, die das Herz fast wie ein anatomisches Präparat dreidimensional plastisch und bunt abbildet, zeigen uns selten mehr, als wir ohnehin schon wissen. Die sorgfältige Erhebung der Krankengeschichte (Anamnese) und eine körperliche Untersuchung führen in 85 Prozent der Fälle bereits zu einer richtigen Diagnose – ohne jede weitere Technik.

Ärzte aber haben immer weniger Übung in körperlichen Untersuchungen und fassen ihre Patienten kaum mehr an. In den Kliniken schlagen höchstens noch die Pflegekräfte das Betttuch zurück. Stattdessen verlassen sich Mediziner immer mehr auf Laborbefunde und bildgebende Verfahren. Dabei liefern sie nur etwa 10 Prozent der zur Sicherung der Diagnose wichtigen Daten. Der Stellenwert von Gespräch und körperlicher Untersuchung kann also gar nicht hoch genug eingeschätzt werden. Auch wenn ihre Ergebnisse selbstverständlich durch technische Verfahren weiter differenziert und eingegrenzt werden können. In der Folge möchte ich Ihnen Hilfestellung geben, um die wichtigsten Techniken zu verstehen und einordnen zu können. Was können die diagnostischen Verfahren leisten? Wo liegen ihre Grenzen und Nachteile?

Die sorgfältige Erhebung der Krankengeschichte und eine körperliche Untersuchung führen in 85 Prozent der Fälle bereits zur richtigen Diagnose – ohne jede weitere Technik.

Körperliche Untersuchung

Beginnen wir mit einer der klassischen Basisuntersuchungen in den Medizin, der Auskultation (lat. auscultare = lauschen). Die Ärzte des Altertums hatten das Ohr auf die Brust ihrer Patienten gelegt, um Herztöne und Körpergeräusche zu erfassen. Später wurde dann das Stethoskop erfunden (siehe Seite 25). Heute ist die Auskultation des Herzens eine Basistechnik der Medizin und Bestandteil jeder körperlichen Untersuchung. Sie kann am stehenden, sitzenden oder liegenden Patienten durchgeführt werden und setzt an fünf Punkten am Brustkorb an. An der Art der Ausbreitung der Herztöne zeigen sich Fehlfunktionen, etwa der Herzklappen.

Häufig wird der Patient gebeten, die Luft kurz anzuhalten, um störende Atemgeräusche zu unterbinden. Wird gleichzeitig der Puls am Handgelenk getastet, geben Unterschiede zwischen Herz- und Pulsfrequenz Aufschluss über nicht kreislaufwirksame Herzaktionen wie Extrasystolen oder Vorhofflimmern.

Taktmesser EKG

Während die Herzmuskelzellen sich zusammenziehen und wieder ausdehnen, um das Blut weiterzupumpen, geben sie schwache Stromimpulse ab. Sie dienen dazu, die Arbeit von Vorhöfen und Kammern zu koordinieren. Diese Ströme gelangen auch an die Hautoberfläche und lassen sich über Metallplättchen elektrisch messen und aufzeichnen. Ergebnis ist das Elektrokardiogramm (EKG), geometrische Kurven, die Aufschluss über die Erregungsleitung im Herzmuskels geben (siehe Kasten Seite 38).

Der Arzt befestigt die Metallplättchen mit Saugnäpfen über einem elektrisch leitenden Gel auf den Armen, Beinen und am Brustkorb des Patienten. Das Gerät zeichnet die Impulse auf und stellt sie entweder auf einem Bildschirm oder einem Papierstreifen dar.

Ein Ruhe-EKG hat keinerlei Risiken, sodass bei Verdacht auf eine Herzerkrankung darauf nie verzichtet werden sollte.

Das Ruhe-EKG zeigt dem Arzt, ob das Herz normal und regelmäßig schlägt oder ob eine Rhythmusstörung vorliegt. Ob der Herzmuskel genügend durchblutet ist, kann sich – aber muss sich nicht unbedingt – im Kurvenverlauf abbilden. Auch ein Herzinfarkt kann, je nach Lage, in einem Ruhe-EKG unbemerkt bleiben.

Deutlich zeigen sich jedoch Überlastungen des rechten Herzens, zum Beispiel wenn die Lungenschlagader durch einen Blutpfropfen (Embolie) blockiert wird. Auch Störungen des linken Herzens, wie bei länger bestehendem Bluthochdruck oder einer Verengung der Hauptschlagaderklappe, sind gut aus der Herzstromkurve ablesbar. Dem erfahrenen Arzt gibt das EKG viele Antworten auf Fragen, die sich ihm beim Aufnahmegespräch und beim Abhören des Herzens gestellt haben. Manchmal treten Fehler auf, zum Beispiel wenn die Kabel versehentlich vertauscht werden. Ein Ruhe-EKG hat keinerlei Risiken, sodass bei Verdacht auf eine Herzerkrankung darauf nie verzichtet werden sollte.

Teure Technik ist oft unnötig

Die **Anamnese**, die sorgfältige Erhebung von Vorgeschichte und Beschwerden des Patienten, steht am Anfang jeder ärztlichen Kunst. Auch der Kardiologe ist gut beraten, zunächst einmal zuzuhören, hinzusehen und mitzufühlen. Welche Geschichte der Patient erzählt und wie er das tut, das prägt ganz entscheidend die therapeutische Beziehung. Traut sich der Patient, alles zu sagen, was ihm auf der Seele brennt? Nur wenn der Arzt ohne Ungeduld nachfragt und seinem Gegenüber nicht das Gefühl gibt, ihn moralisch zu verurteilen (denn Patienten fühlen sich häufig schuldig), entsteht Vertrauen. Außerdem werden bei einer sachgerechten Anamnese wertvolle Informationen über mögliche genetische Belastungen, aber auch den Alltag des Patienten deutlich. Sie geben Auskunft über das individuelle Risiko und sind wichtig, um gemeinsam eine Strategie für ein besseres Leben zu entwickeln.

Anamnese und **körperliche Untersuchung** (Hören, Sehen und Tasten) werden zum **klinischen Befund** zusammengefasst. Dieser enthält eine Verdachtsdiagnose, vielleicht auch eine klare Diagnose. Alles zusammen entscheidet darüber, welche **Indikation** (lat. indicare = anzeigen) der Arzt für angemessen hält: Das kann eine Therapieentscheidung sein oder auch eine weitere Untersuchung, die er für notwendig hält. Es gibt dabei keine per se guten oder schlechten diagnostischen Verfahren oder Eingriffe, es gibt nur gute oder schlechte Indikationen. Zeitnot ist deshalb der größte Feind des Arztes. Eine Medizin, in der Anamnese, körperliche Untersuchung und Gespräch schlechter bezahlt werden als jede technische Methode, stellt die vernünftige Reihenfolge von Diagnostik und Therapie auf den Kopf. Sie fördert das, was ich als »Supermarkt-Medizin« bezeichne: Am Ausgang ist man überrascht, wie viel zu teure und unnötige Sachen man eingepackt hat. Im Supermarkt kann der Kunde sie noch zurücklegen. Der Patient hat diese Möglichkeit nicht. Er hat allenfalls die Möglichkeit, sich den Arzt auszusuchen, der trotz Zeitdrucks in der Lage ist, diesem Prinzip zu widerstehen.

Das Belastungs-EKG findet auf einem Leistungsmesser, einem Ergometer, statt, im Liegen oder im Sitzen. Sie haben das vermutlich schon einmal erlebt, dass Sie an ein EKG angeschlossen Fahrrad fahren mussten. Eine solche Untersuchung wird bei Verdacht auf Angina Pectoris gemacht. Die Symptome dieser Erkrankung sind nicht eindeutig zu lokalisierende, starke Brustschmerzen, die vor allem bei Belastung auftreten. Aber auch atypische, eher punktförmig lokalisierbare Schmerzen lassen sich durch ein Belastungs-EKG häufig als funktionelle Störung aufklären, wenn es zum Beispiel keine Durchblutungsstörungen zeigt. Anderer-

Funktionelle Störung

Als funktionell werden Beschwerden ohne organische Veränderung bezeichnet. Das können Muskelverspannungen oder psychosomatische Beschwerden wie eine Herzneurose sein, eine besondere Verarbeitung seelischer Erlebnisse, die dem Patienten sozusagen zu Herzen gehen. Ein Belastungs-EKG ist in diesen Fällen in der Regel unauffällig.

seits kann ein unauffälliges Belastungs-EKG nicht mit Sicherheit eine Mangeldurchblutung ausschließen. Dazu ist die Methode zu unsicher und zudem störanfällig durch verschiedene Medikamente. Wenn bei körperlichen Belastungen Symptome einer Angina Pectoris auftreten und das Belastungs-EKG dennoch unauffällig bleibt, muss immer mit weiteren Methoden dem Verdacht auf eine Durchblutungsstörung nachgegangen werden.

Selten riskant

Ist ein Herzkranzgefäß verengt, ist ein Belastungs-EKG nicht ohne Risiken, denn die körperliche Aktivität kann über eine Durchblutungsstörung eine Herzrhythmusstörung auslösen. Allerdings sind solche Vorfälle sehr selten, und da die Vorteile dieser Untersuchung überwiegen, ist sie trotzdem ein wertvolles Diagnoseinstrument. Grundsätzlich sollte der Arzt aber im Raum sein und ein Elektroschockgerät bereitstehen. Die Beobachtung der Belastung des Patienten und seiner Symptome kann dem Arzt darüber

Wenn keine Hinweise für eine koronare Herzerkrankung vorliegen, ist ein Belastungs-EKG schlicht sinnlos – etwa als Vorsorgeuntersuchung.

hinaus wichtige diagnostische Hinweise geben. Wenn keine Hinweise für eine koronare Herzerkrankung vorliegen, ist ein Belastungs-EKG schlicht sinnlos – etwa als Vorsorgeuntersuchung. Menschen mit neurotischer Herzangst kann es jedoch beruhigen.

Detektivarbeit: Rhythmusstörung

Bei Fragen nach den Ursachen einer Herzrhythmusstörung, die aus dem Ruhe-EKG nicht zu klären sind, ist ein Langzeit-EKG angezeigt: die 24-Stunden-Aufzeichnung der Herzströme mithilfe eines tragbaren Aufzeichnungsgeräts. Dabei ist ein Protokoll des Tages ganz wichtig, in dem der Patient oder die Patientin die wesentlichen Aktivitäten des Tages und die Ruhephasen einträgt: Das hilft dem Arzt, das EKG besser zu analysieren.

Treten Rhythmusstörungen selten auf, kann es sein, dass diese Untersuchung mehrfach wiederholt werden muss. In besonderen Fällen bekommen die Patienten einen Minirecorder, den sie auf die Herzgegend legen, wenn sie die Unregelmäßigkeiten wahrnehmen. Bei Rhythmusstörungen, die noch seltener in Erscheinung treten, kann auch ein winziges Aufzeichnungsgerät unter die Haut des Brustkorbs eingepflanzt werden, in örtlicher Betäubung. Über Funk kann der Arzt aus diesen Geräten dann das EKG auslesen und beurteilen.

Rhythmusstörungen können harmlos, aber auch hoch gefährlich sein, aber fast immer machen sie dem Patienten Angst. Die oft aufwendige und für den Betroffenen lästige Suche danach ist daher immer gerechtfertig.

Strahlendes Blut

Das Myokardszintigramm ist eine nuklearmedizinische Untersuchung des Herzens. Dabei werden dem Patienten kurzlebige, radioaktive Substanzen, zum Beispiel Thallium, injiziert. Das Kontrastmittel gelangt mit dem Blutstrom in den Herzmuskel und reichert sich dort für etwa vier Stunden an. Die Patienten werden zunächst einer Belastung auf dem Ergometer unterzogen, bevor sie dann 20 Minuten lang unter einer Spezialkamera liegen müssen, welche die Strahlung aus verschiedenen Positionen misst und sie durch unterschiedliche Farben sichtbar macht. Das entstehende Bild, das Szintigramm, zeigt die Verteilung der radioaktiven Substanz im Herzen und damit den Blutfluss. Hat etwa ein Herzinfarkt eine Narbe hinterlassen, erscheint sie im Bild als »kalter« Bereich, da hier keine Strahlung zu erkennen ist.

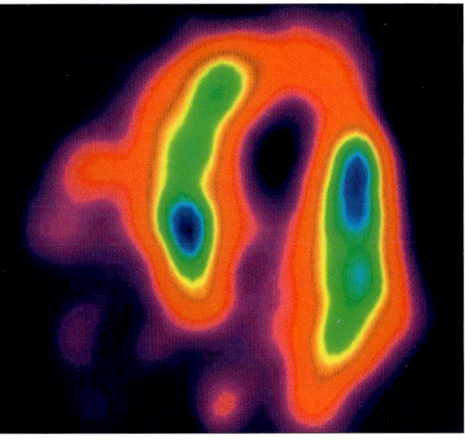

Die Strahlenbelastung ist zwar kurz, aber mit 7 Millisievert (mSv) erheblich – zum Vergleich: Bei beruflich strahlenexponierten Personen liegt der Grenzwert der effektiven Dosis bei 20 Millisievert im Jahr. Kritiker sehen deshalb ein Risiko durch die Strahlung – allerdings vor allem bei

Ein Myokardszintigramm macht durch unterschiedliche Farben den Blutfluss des Herzens sichtbar.

Die Erregungsleitung des Herzens

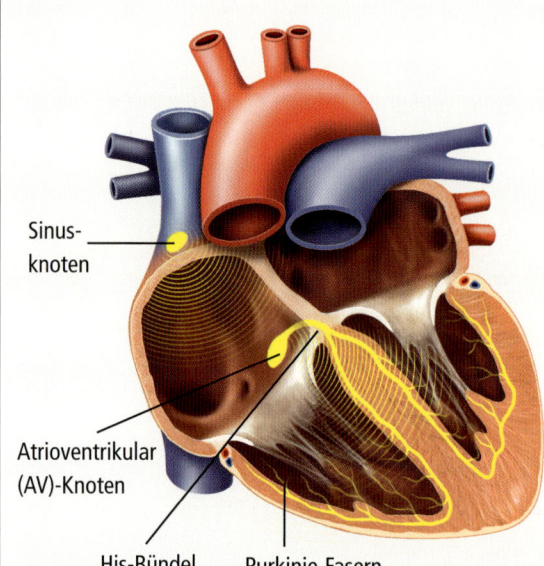

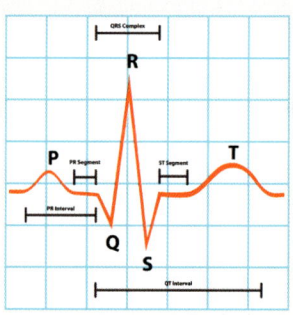

Die vom Sinusknoten ausgehende Erregung wird über die Muskulatur der Vorhöfe zum AV-Knoten geleitet (im EKG: P-Welle). Dieser überträgt die Erregung mit zeitlicher Verzögerung auf die Kammermuskulatur (im EKG: Q-, R- und S-Zacke). Die T-Welle im EKG zeigt das Ende der Kammererregung an.

Herzmuskelzellen zucken, selbst wenn sie nur in einer Petrischale im Labor liegen. In einer Nährlösung beginnen sie nach ein bis zwei Tagen mit der Kontraktion, gleichzeitig bauen sie Kontakte zu anderen auf, und nach weiteren drei Tagen schlagen sie bereits rhythmisch im Verbund. Etwa die Hälfte sind Muskelzellen, die pumpen. Die anderen geben den Takt an, indem sie sich spontan entladen und dabei elektrische Signale senden.

Bei einem ruhenden Erwachsenen entstehen 60 bis 80 gleichmäßige Erregungen (Puls) pro Minute – der Herzmuskel spannt (Systole) und entspannt (Diastole) sich. Dominiert werden sie vom **Sinusknoten** am rechten Vorhof, der mit dem Nervensystem zusammenhängt: Der

Nervus vagus (Parasympathikus) dämpft die Erregbarkeit, die Nervi und Rami cardiaci (Sympathikus) steigern sie. Dann schlägt das Herz langsamer oder schneller.

Die Erregung wird im **Atrioventrikular(AV)-Knoten** mit Verzögerung auf die Kammern übertragen. Wenn die Muskulatur der Vorhöfe sich zusammenzieht, strömt das Blut über die geöffneten Segelklappen in die Kammern und wird erst anschließend, wenn sich die Vorhöfe wieder entspannen, weitergepumpt. Die Kammern selbst arbeiten, vermittelt über ein Nervengeflecht namens **His-Bündel**, mit hoher Präzision gleichzeitig. Die **Purkinje-Fasern** übertragen die Erregung an die einzelnen Muskelfasern des Herzens.

den in den USA häufigen Mehrfachuntersuchungen. Wie beim Belastungs-EKG sollte die Untersuchung in Anwesenheit eines Arztes durchgeführt werden und ein Defibrillator vorhanden sein.

Ein Myokardszintigramm wird dann gemacht, wenn das Belastungs-EKG nicht eindeutig ist. Es hilft dabei, Durchblutungsstörungen und Infarktnarben mit großer Sicherheit nachzuweisen oder auszuschließen. Wenn hingegen das Belastungs-EKG schon Probleme aufgezeigt hat, bringt ein Szintigramm nur Belastungen mit sich, aber keinen weiteren diagnostischen Nutzen.

Wenn das Belastungs-EKG schon Probleme aufgezeigt hat, bringt ein Szintigramm nur Belastungen mit sich, aber keinen weiteren diagnostischen Nutzen.

Real-Time-Bilder

Die Computertomografie (CT) kombiniert Röntgen- und Computertechnik. Sie liefert eine dreidimensionale Darstellung des schlagenden Herzens, die sich in einzelne Schichten zerlegen lässt und auf diese Weise einen Einblick in das Innere dieses Organs ermöglicht.

Der Patient liegt dafür einige Minuten lang bis zur Taille in einer engen Röhre. Zuvor hat der Röntgenarzt auf seinem Brustkorb EKG-Elektroden angebracht und ihm ein jodhaltiges Kontrastmittel über eine Infusionskanüle in eine Armvene verabreicht. Während der Aufnahme muss der Patient für zehn Sekunden die Luft anhalten, damit die Bewegung des Brustkorbs die Schärfe der Aufnahme nicht beeinträchtigt.

Im Gegensatz zur herkömmlichen Computertomografie arbeitet die Kardiologie mit ultraschnellen Röntgengeräten, deren Röhren den Patienten in nur 0,35 Sekunden umkreisen. Bei diesem High-Speed-Tempo lässt sich das Herz bewegungsfrei und deshalb scharf abbilden. 320 Detektorzellen erfassen das Herz von der Spitze bis zur Basis – das sind immerhin 12 bis 15 Zentimeter. Dabei wird das Herz bei den neuesten Geräten optisch in 640 Bildschichten von jeweils 0,5 Millimeter zerlegt.

Diese faszinierende Technologie kann krankhafte Veränderungen des Herzmuskels, des Herzbeutels oder der Hauptadern des Kranzgefäßsystems abbilden. Außerdem zeigt sie auch Verkalkungen in der Gefäßwand. Wir sollten uns jedoch von den schönen Bildern nicht beeindrucken lassen: Wichtiger als die Darstellung einer Engstelle der Kranzgefäße ist die Größe der Herzmuskelregion, die dadurch gefährdet ist. Diese Frage aber beantwortet das Szintigramm besser als das CT.

Das Szintigramm (siehe Seite 37) ist dem CT häufig vorzuziehen, zum Beispiel bei älteren Menschen, deren Nieren nicht mehr mit voller Intensität arbeiten, aber mit dem Kontrastmittel des CTs belastet werden. Manche Patienten reagieren auch allergisch auf das Kontrastmittel. Allerdings ist die Strahlenbelastung bei den allerneuesten CT-Geräten mit nur 1 bis 2 Millisievert mehr als dreifach geringer als beim Myokardszintigramm, was wiederum bei jungen Menschen oder Frauen im gebärfähigen Alter ein wichtigeres Argument und eine Entscheidungshilfe sein kann. Das Szintigramm zeigt keine Engstellen der Herzkranzgefäße, sondern vielmehr deren Folgen, eine eventuell mangelhafte Versorgung einzelner Herzmuskelabschnitte mit Sauerstoff. Ist nur ein kleines Gebiet betroffen, kann eine Herzkatheteruntersuchung vermieden werden. Für die Routinediagnostik ist das Belastungs-EKG in der Regel ausreichend. Bei unsicherem Resultat kommt dann die Myokardszintigrafie, am besten in ihrer neuesten Variante, dem sogenannten single-photon emission-computed tomography (SPECT) in Betracht. Ein CT oder MRT bleibt sehr speziellen Fragestellungen vorbehalten.

Gibt es bereits eine familiäre Belastung sowie andere Risikofaktoren für kardiovaskuläre Krankheiten, dann haben die Patienten ein erhöhtes Risiko, unabhängig davon, ob eine Computertomografie Kalk in den Koronararterien zeigt oder nicht. Bei hoher Wahrscheinlichkeit und positivem Belastungs-EKG ist außerdem eine Herzkatheteruntersuchung sinnvoller, weil sie nicht nur diagnostiziert, sondern auch gleich eine Behandlung durch einen Stent oder eine Ballonerweiterung möglich macht.

Dreidimensionale Bilder der Computertomografie können krankhafte Veränderungen des Herzens abbilden.

Bei geringer Wahrscheinlichkeit auf das Vorliegen einer koronaren Herzkrankheit und bei einem unauffälligen Belastungs-EKG ist eine Kardio-Computertomografie zur Vorsorge überflüssig. Es ist ein Verfahren, das viel kann, aber wir brauchen es nur selten.

Schall und Rauch

Eine sehr häufige Untersuchung ist die Echokardiografie. Sie arbeitet mit hochfrequenten Ultraschallwellen, die von den verschiedensten Teilen des Herzens (Vorderwand, Herzklappen, Hinterwand, Herzbeutel) und den Gefäßen zurückgeworfen werden. Ein Monitor gibt dieses bewegte Bild wieder. Je nachdem wo der Arzt den Schallkopf ansetzt, kann er das Herz, die großen Blutgefäße und ihre Funktionen aus verschiedenen Perspektiven betrachten. Der Patient liegt auf der linken Seite, damit das Herz möglichst nahe an der Brustwand liegt. Sollen die Herzklappen genauer untersucht werden, führt der Arzt einen speziellen Schallkopf in die Speiseröhre des Patienten ein, um dichter an die Region heranzukommen. In diesem Fall erhält der Patient zuvor ein Beruhigungsmittel.

Die Echokardiografie deckt Veränderungen der Bewegung der Herzwand, der Pumpleistung, der Funktion der Klappen sowie Krankheiten des Herzbeutels mit Verdickungen oder Flüssigkeitsansammlungen zwischen Herzbeutel und -muskel auf.

Eine besondere Form des Herzultraschalls ist die Stress-Echokardiografie, bei der dem Patienten vor der Untersuchung das Notfallmedikament Dobutamin in die Vene injiziert wird. Es erhöht die Frequenz des Herzschlags ähnlich einer körperlichen Belastung. Erfahrene Untersucher können dadurch durchblutungsgestörte Gebiete als Abschwächungen der Bewegung eines oder mehrerer Segmente der Herzwand identifizieren. In der Treffsicherheit ist die Stress-Echokardiografie vergleichbar dem Belastungs-EKG und dem Myokardszintigramm, die in der Regel mit realer Belastung des Patienten arbeiten. Es wird dann angewendet, wenn die Betroffenen nicht zu körperlicher Aktivität in der Lage sind, zum Beispiel nach einem Unfall.

Bei geringer Wahrscheinlichkeit auf das Vorliegen einer koronaren Herzkrankheit und bei einem unauffälligen Belastungs-EKG ist eine Kardio-Computertomografie zur Vorsorge überflüssig.

! Der Querschnitt des Herzens

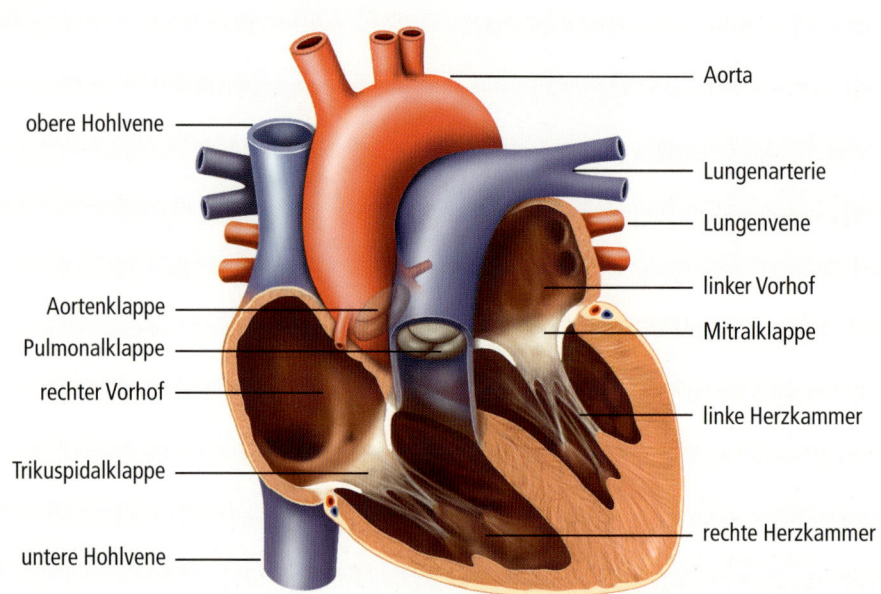

obere Hohlvene

Aortenklappe
Pulmonalklappe
rechter Vorhof

Trikuspidalklappe

untere Hohlvene

Aorta
Lungenarterie
Lungenvene
linker Vorhof
Mitralklappe
linke Herzkammer
rechte Herzkammer

Das Herz ist ein Hohlmuskel, der den Körper mit Blut versorgt. Pro Minute werden vom Herzen etwa 5 Liter Blut weitergepumpt. Das etwa 300 Gramm schwere Organ liegt zwischen den beiden Lungenflügeln etwas nach links versetzt, schräg hinter dem Brustbein. Der Herzbeutel, ein Sack aus Bindegewebe, hält das Herz an seinem Platz.

Jede Herzhälfte besteht aus zwei Hohlräumen, die sich in einen **Vorhof (Atrium)** und eine **Herzkammer (Ventrikel)** teilen. Im **rechten Vorhof** sammelt sich das sauerstoffarme Blut aus dem Körperkreislauf, das von der **oberen** und **unteren Hohlvene** dorthin transportiert wird. Im **linken Vorhof** sammelt sich das sau-

erstoffreiche Blut aus der Lunge. Die **linke Herzkammer** ist von einer starken Muskelschicht umschlossen, da sie die Hauptlast zu tragen hat, indem sie das sauerstoffreiche Blut aus dem linken Vorhof in den gesamten Körperkreislauf pumpt. Die **rechte Herzkammer** pumpt das sauerstoffarme Blut aus dem rechten Vorhof in den Lungenkreislauf (siehe Seite 23). Die Herzkammern werden von **vier Herzklappen** verschlossen (**Aorten-, Mitral-, Pulmonal- und Trikuspidalklappe**). Sie verhindern den Rückfluss des Blutes in die Vorhöfe bzw. die Kammern. Sie können undicht werden oder verkalken und sich verengen, was zur Herzschwäche führt.

Folgenlose Diagnostik

Bei unauffälligem Hörbefund und normalem EKG hat der Patient von einem Herzecho wenig zu erwarten. Das zeigte eine Langzeitstudie in Norwegen an Bürgern der Stadt Tromsø. Ein Teil von ihnen wurde regelmäßig über 15 Jahre mit Ultraschall am Herzen untersucht, eine Vergleichsgruppe hingegen nicht. Zwar wurden bei fast 8 Prozent von 7000 Menschen krankhafte Veränderungen des Herzens festgestellt und behandelt. Herzinfarkte, Schlaganfälle oder Todesraten wurden durch eine Herzecho-Untersuchung aber nicht gesenkt.

Nur bei einem Drittel der Patienten, das ergab eine Studie in einer texanischen Klinik, hatte die Untersuchung überhaupt irgendeine Konsequenz: Bei 31,8 Prozent wurde in der Folge die Therapie umgestellt. Bei jedem fünften der Patienten hingegen hatte die Untersuchung weder ein klares Ziel noch ein klares Ergebnis.

Herzinfarkte, Schlaganfälle oder Todesraten wurden durch eine Herzecho-Untersuchung nicht gesenkt.

Komplikationen beim Ultraschall sind sehr selten und wenn, dann rühren sie von den Medikamenten, die vor einer Untersuchung über die Speiseröhre oder bei einem Stress-Ultraschall verabreicht werden (Kopfdruck, Blutdruckschwankungen). Kommentatoren der norwegischen Studie wiesen darauf hin, dass die Diagnostik zwar weitgehend risikofrei sei, aber bei klinisch Gesunden wenig prognostischen Nutzen habe. Sie äußerten die Hoffnung, dass ihre Ergebnisse die Zahl der unnötigen Untersuchungen reduzieren könnten.

Magnetfelder und Radiowellen

Die Magnetresonanz- oder Kernspintomografie (MRT) ist ein bildgebendes Verfahren, das ohne Strahlenbelastung auskommt und stattdessen mit Magnetfeldern arbeitet. Der Patient liegt dabei in einer engen Röhre, er darf sich nicht bewegen und muss gleichmäßig atmen. Die Untersuchung dauert durchschnittlich 30 Minuten, währenddessen erzeugt das Gerät laute Klopfgeräusche.

Im Körper drehen sich alle Atomkerne um ihre eigene Achse. Diesen Drehimpuls, der ein schwaches Magnetfeld erzeugt, nennt man auch Kernspin. Legt man an den Körper von außen ein starkes Magnetfeld an, dann ordnen sich diese Atomkerne alle in der gleichen Richtung an, in Längsrichtung des Körpers. Zusätzlich zu einem solchen Magnetfeld gibt das MRT-Gerät während der Messungen Radiowellen mit einer hohen Frequenz auf den Körper ab und »stört« die parallele Ausrichtung der Wasserstoffkerne. Zwischen diesen Impulsen kehren sie immer wieder in die Längsrichtung zurück, die durch den Magneten vorgegeben wird. Der Winkel der Abweichung ihres Spins gibt Auskunft über die Beschaffenheit der Gewebe und kann in Bilder übersetzt werden. Durch die Veränderung der Einstellungen am Gerät kann man die Darstellung bestimmter Gewebetypen verstärken oder abschwächen.

Beim Kardio-MRT wird ebenfalls das Notfallmedikament Dobutamin injiziert (siehe Seite 41). Unter der simulierten Belastung lassen sich schlecht durchblutete Muskelbezirke ausmachen – und zwar ohne die Hürde der Rippen, die beim konkurrierenden Ultraschallverfahren störend wirken. Mit Adenosin, einem Mittel zur Gefäßerweiterung, steht eine Alternative zum Dobutamin zur Verfügung.

Wichtig kann dieses Verfahren für die Beurteilung des Herzmuskels sein, insbesondere wenn nach Infarkten Entscheidungen für Eingriffe abgewogen werden müssen, zum Beispiel Bypassoperation oder Ballonerweiterung. Denn im Kardio-MRT können geschädigte Muskelpartien besser von einem komplett vernarbten Herzmuskel unterschieden werden als durch andere Methoden.

 ## Was zahlt die Krankenkasse?

MRT und CT sind vom Gemeinsamen Bundesausschuss nicht als von der Gesetzlichen Krankenversicherung (GKV) zu vergütende Leistungen anerkannt. Lediglich in einigen Pilotprojekten der Kassen werden sie durchgeführt und bezahlt. Auch in begründeten Spezialfällen kann eine Kostenübernahme beantragt werden. Das ist auch gut so. Die Verfahren sind für die ambulante Routineuntersuchung nicht erforderlich. Und spezielle Fragen stellen sich auch eher in einer Klinik. Dort sind sie über DRGs (siehe Seite 99) abgebildet und abrechenbar. SPECT ist eine Form der Myokardszintigrafie, die die klassische Form der Myokardszintigrafie weitestgehend abgelöst hat. Sie wird von der GKV bezahlt.

Das gilt auch für Herzmuskelentzündungen (Myokarditis), ohne dass die Erkenntnisse dort jedoch die Therapie beeinflussen können. Denn für eine gezielte Therapie schwerer Erkrankungen ist immer eine Herzkatheteruntersuchung mit Muskelbiopsie erforderlich.

In der Treffsicherheit für den Nachweis einer Durchblutungsstörung ist das Kardio-MRT der Myokardszintigrafie vergleichbar, vergleichbar sind auch die möglichen Nebenwirkungen der zusätzlichen Medikamente. Für manche Diagnosen ist ein spezielles Kontrastmittel nötig, die für Nieren, Haut und Gelenke belastend wirken können. Viele Menschen bekommen außerdem in der engen Röhre Platzangst und benötigen ein Beruhigungs-

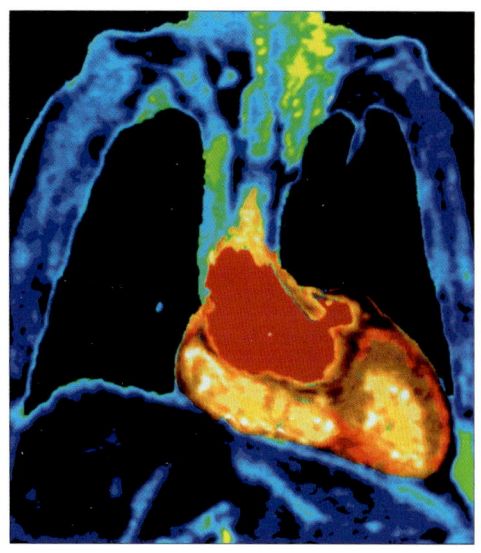

Auf dem Bild einer Magnetresonanztomografie kann der Arzt den Zustand des Herzmuskels beurteilen.

mittel. Patienten, die metallene oder elektronische Implantate haben (z. B. Innenohrprothesen, Insulinpumpen, Herzschrittmacher, Medikamenten-Ports), dürfen sich dem starken Magnetfeld nicht aussetzen.

Faszinierend ist an der Methode des Kardio–MRT, dass sich der Zustand des Herzmuskelgewebes, seine Durchblutung und Funktion in einer Untersuchung erfassen lassen. Für die meisten Patienten lassen sich die für eine Therapie relevanten Fragen jedoch mit anderen und billigeren Methoden als dem Kardio-MRT ausreichend beantworten. So bleibt es eine wertvolle Untersuchung für sehr spezielle Fragestellungen bei komplexen Krankheitsbildern.

Für die meisten Patienten lassen sich die für eine Therapie relevanten Fragen mit anderen und billigeren Methoden als dem Kardio-MRT beantworten.

Diagnostischer Einschnitt

Die Herzkatheteruntersuchung (Koronarangiografie; siehe Kasten Seite 49) hat für den Patienten einen ganz besonderen Stellenwert. Denn diese Technik ist mehr als die bisher geschilderten Verfahren ein Eingriff in den Körper. Sie berührt das Herz ganz

45

! Die Herzkranzgefäße

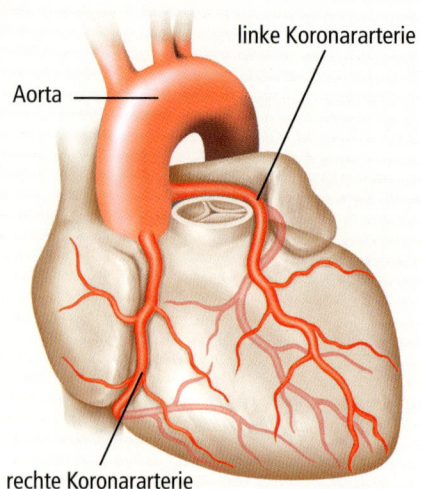

linke Koronararterie

Aorta

rechte Koronararterie

Zwei Arterien umgeben kranzförmig das Herz und versorgen mit mehreren Ästen den Herzmuskel mit Blut. Die **rechte Koronararterie** (Arteria coronaria dextra) entspringt der **Aorta** direkt hinter der Aortenklappe. Sie versorgt die Wände des rechten und linken Ventrikels, den rechten Vorhof und die für Erregungsbildung bzw. -leitung (siehe Kasten Seite 38) wichtigen

Sinus- und Atrioventrikularknoten. Die **linke Koronararterie** (Arteria coronaria sinistra) geht links oberhalb der Klappe von der Aorta ab und versorgt den linken Ventrikel, Teile des rechten Ventrikels, His-Bündel und linken Vorhof. Da das Herz aufgrund seiner hohen Leistung auf eine kontinuierliche Sauerstoffversorgung angewiesen ist, sind die Koronararterien lebenswichtig. Sie bilden deshalb untereinander viele Verbindungen (Anastomosen), die sich wie ein Netz über das Herz ziehen. Diese reichen aber nicht aus, um einen Ersatzkreislauf zu bilden. Wird ein Kranzgefäß verschlossen, kommt es zur Unterversorgung (Ischämie) eines Teils des Herzmuskels und das Gewebe dort stirbt ab. Die wichtigste Erkrankung der Koronararterien ist die Arteriosklerose. Sie führt zu Verengungen (Stenosen) und allmählich zum Verschluss der Arterien – das Krankheitsbild ist die koronare Herzkrankheit (KHK). Je nach Zahl der betroffenen Gefäße unterscheidet man Ein-, Zwei- und Dreigefäßerkrankungen sowie Hauptstamm-Stenosen.

real, zumindest ein Herzkranzgefäß (siehe Kasten oben). Außerdem muss sich der Patient darauf gefasst machen, dass auf die Diagnostik gleich die Therapie folgt. So positiv das für ihn sein mag – schneller Eingriff, kein zweiter Anlauf –, so ist doch die Zeit für die Entscheidung über das weitere Vorgehen auf ein Minimum begrenzt. Das kann zu Verunsicherung führen, auch wenn die Betroffenen am Vortag ausführlich über Chancen und Risiken aufgeklärt wurden. Vertrauen zwischen Arzt und Patient, Ruhe und Zuversicht sind nicht zuletzt wichtig, weil die Untersuchung grundsätzlich am wachen Patienten vorgenommen wird. Nicht nur weil jede Narkose ein Risiko beinhaltet, sondern auch weil Reaktionen und Hinweise des Patienten während der Untersuchung für den Arzt hilfreich sind.

Zugangswege zum Herzen sind meist die Oberschenkelarterie im Leistenbereich oder – mit zunehmender Tendenz – die Speichenarterie am Handgelenk. Unter örtlicher Betäubung wird dort eine sogenannte Schleuse eingelegt, ein Plastikschlauch von der Länge und Dicke etwa einer Kugelschreibermine. Durch diese Schleuse wird der eigentliche Katheter, ein Hartplastikschlauch mit weichem Ende, bis zu dem ins Auge gefassten Herzkranzgefäß vorgeschoben. Er ist für das rechte und linke Herzkranzgefäß am Ende unterschiedlich geformt. Dann wird darüber ein Röntgenkontrastmittel in das Kranzgefäß gespritzt. Röntgenröhre und Bildverstärker können in allen Richtungen um den Brustkorb geführt werden. Ihre Filmaufnahmen der Arterien erlauben eine komplette Darstellung der drei Herzkranzgefäße und ihrer Äste.

Das Kontrastmittel bildet also das Innere der Blutgefäße, der Herzkammern, die Herzklappen und deren Öffnungs- und Schließfähigkeit ab. Engstellen werden vermessen. Spezielle Druckkatheter können dabei bestimmen, ob eine Stenose auch wirklich zu einer gefährlichen Blutflussverminderung führt. Die Filmsequenzen der Arbeitsleistung der linken Herzkammer geben zudem Auskunft darüber, ob eine geplante Gefäßerweiterung sinnvoll ist, das heißt, ob die zu therapierende Engstelle auch tatsächlich einen vitalen Herzmuskel versorgt. Auch die Gesamtleistung der linken Herzkammer, die sogenannte EF (engl. ejection fraction = Auswurfleistung) ist wichtig, insbesondere wenn ein vorheriges Echokardiogramm Fragen offenlässt. Eine Katheterisierung liefert wichtige Informationen für die Ballonerweiterung (percutaneous coronary intervention, PCI, siehe Seite 79), aber auch für Bypass- oder Klappenoperationen.

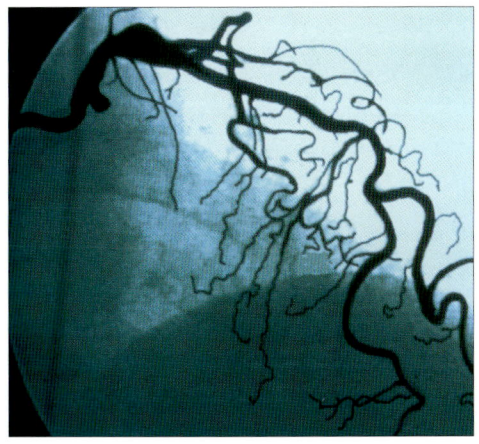

Auf dem Angiogramm für den Arzt gut erkennbar: Eine linke Koronararterie ohne Zeichen der Koronarsklerose.

Selten: Rechtsherzkatheter

Wenn vom Herzkatheter gesprochen wird, ist damit meistens der Linksherzkatheter gemeint, also die Untersuchung der linken Herzkammer und der von der Hauptschlagader, der Aorta, abgehenden Koronargefäße. Für die Volkskrankheit Herzinfarkt spielt sich hier alles ab.

In der rechten Herzhälfte ist der Druck viermal geringer als links und liegt bei höchstens 30 mmHG. Die Belastung ist dadurch deutlich geringer, und Krankheiten sind seltener. Probleme entstehen hier hauptsächlich bei der Verlegung der Lungenstrombahn durch ein Gerinnsel (Lungenembolie), bei schweren Lungenerkrankungen oder angeborenen Herzfehlern.

Bei der Rechtsherzkatheteruntersuchung wird das rechte Herz über eine Blutader, eine Vene, vom Arm oder Bein aus mit dem Katheter erreicht. Eine Kontrastmitteluntersuchung ist meist nur bei kindlichen Herzfehlern erforderlich. Gemessen werden am rechten Herzen die Pumpleistung, die Drücke in Vorhof, Kammer und Lungenschlagader samt der dort vorliegenden Blutgase, vor allem Sauerstoff. Bei Untersuchungen am Fahrradergometer können zudem Veränderungen unter Belastung festgestellt werden. Das sind wichtige Daten für einen geplanten operativen Verschluss von Scheidewanddefekten oder anderen Herzfehlern.

Der Rechtsherzkatheter wird auch bei einer Elektrophysiologischen Untersuchung (EPU) angewandt. Bei dieser Untersuchung von Rhythmusstörungen, von denen vermutet wird, dass sie einer Ablation zugänglich sind, werden über eine Arm- oder Beinvene Katheter mit elektrischen Fühlern in das rechte Herz eingeführt. Damit kann eine krankhafte Erregung im Vorhof oder zu schnelle oder zu langsame Überleitung vom Vorhof auf die Kammern nachgewiesen werden.

Der Turm zu Babel

Laien stehen oft vor dem Technikpark der Kardiologie wie vor dem Turm zu Babel: Vom Hausarzt über den Kardiologen bis hin zu Radiologen und Nuklearmediziner nehmen alle für sich in Anspruch, die richtige Sprache zu sprechen. Sie sind dabei nicht nur von der Begeisterung für ihr jeweiliges Fach getrieben,

Die Herzkatheteruntersuchung

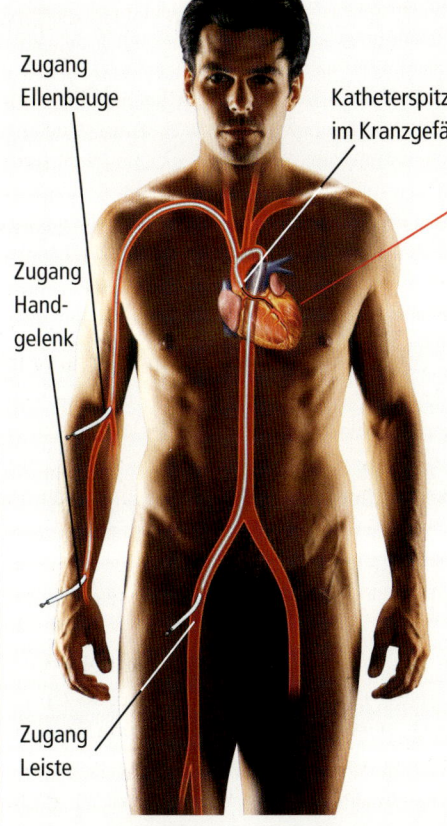

Zugang
Ellenbeuge

Zugang
Hand-
gelenk

Zugang
Leiste

Katheterspitze
im Kranzgefäß

*Über den Herz-
katheter kann
das Herz nicht
nur untersucht,
sondern bei
Bedarf auch
direkt therapiert
werden.*

Die Untersuchung des Herzens wird in der Regel ohne Narkose, nur mit einem Beruhigungsmittel durchgeführt. Ein Katheter wird über venöse oder arterielle Adern ausgehend von **Leiste**, **Ellenbeuge** oder **Speichengelenk der Hand** in die Blutbahn eingeführt. Zunächst wird als flexible Führungsschiene eine Schleuse gelegt, die zugleich die Einstichstelle verschließt. In die-

se gleitet ein Führungsdraht aus Metall mit weicher Spitze, der die Gefahr einer Verletzung der Blutgefäße verringert. Über ein Röntgenbild verfolgt der Arzt die Position des Drahtes, wenn er ihn zum Herzen hin vorschiebt. Um das Herz und die Blutgefäße sichtbar zu machen, wird ein Kontrastmittel über den Katheter gespritzt. Über den Katheter sind weitere Untersuchungen möglich, etwa die Messung von Druck, Sauerstoffsättigung, Auswurfleistung (oder Pumpleistung), die Darstellung der elektrischen Aktivität oder auch der Herzkammern und der großen Gefäße. Beim Linksherzkatheter kann die Diagnostik unmittelbar in die Therapie übergehen: Bei Verengung oder Verschluss eines der Kranzgefäße kann es durch einen Ballon geweitet werden (perkutane transluminale Koronarangioplastie, PTCA). Reicht das nicht, wird über den Katheter ein Stent eingeführt (siehe Seite 79). Auch einige angeborene Herzfehler können durch Katheter hindurch minimalinvasiv operiert, künstliche Herzklappen angebracht werden. Bei übermäßiger Erregbarkeit des Herzens wird über den Katheter eine Nervenleitung thermisch oder elektrisch verödet (Ablation).

sondern auch von wirtschaftlichen Überlegungen, denn alle konkurrieren um dieselbe Patientengruppe. Zudem honoriert das Gesundheitssystem trotz vieler Kritik immer noch Technik mehr als das mindestens ebenso wichtige Gespräch, etwa bei einer genauen Anamnese. Ein Patient berichtete davon, dass sein Kardiologe den Wunsch nach einem ausführlichen Gespräch so beantwortet habe: »Dafür habe ich keine Zeit. Wir können aber einen Ultraschall des Herzens machen – und dabei sprechen wir dann!«

Ich hätte ihnen die Diagnostik der Herzerkrankungen gern eindeutiger, mit weniger Wenn und Aber beschrieben. Das genaue Abwägen von potenziellem Nutzen bei ganz unterschiedlichen möglichen Nebenwirkungen ist aber notwendig und nicht zuletzt der Grund, warum mich Patienten wegen einer Zweitmeinung aufsuchen. Nicht selten werfen diagnostische Verfahren, falsch angewendet, mehr Fragen auf, als sie beantworten.

Nicht selten werfen diagnostische Verfahren, falsch angewendet, mehr Fragen auf, als sie beantworten.

Zwar ist keines der geschilderten Verfahren wertlos, und wir können froh sein, dass uns für komplizierte Einzelfälle ein so differenziertes Potenzial zur Verfügung steht. Entscheidend muss jedoch sein, welche Technik für die spezielle Situation des Patienten die beste und nebenwirkungsärmste ist.

Die Entwicklung bildgebender Verfahren hat – wie in anderen medizinischen Disziplinen auch – die fatale Konsequenz gehabt, dass die Faszination über die Details der Darstellung grundlegende Zusammenhänge in den Hintergrund rücken lässt. Die ärztliche Kunst der Diagnostik, die mehr umfasst als nur Parameter der Körperfunktionen, verblasst vor der scheinbaren Fülle der Daten, die von den Maschinen geliefert werden. Die Technik drängt uns ihr Tempo auf: Als ich als junger Arzt während meiner Ausbildung bei dem »Katheterpapst« Melvin Judkins in den USA war, dauert es noch Stunden, bis die Filme einer Katheteruntersuchung begutachtet werden konnten. In dieser Zeit konnten die beteiligten Ärzte mit dem Patienten gemeinsam das Für und Wider eines möglichen Eingriffs abwägen. »Sie werden sehen – bald wird man gleich im Anschluss an die Diagnostik schon den Eingriff machen«, sagte mir Judkins damals sehr betrübt. Er hat recht behalten. Schnelligkeit und Digitalisierung haben Vorsicht und Sorgfalt nicht gefördert.

Nicht alles muss repariert werden

Würden wir weniger Gefäße dehnen und stützen, wenn es nicht so »kinderleicht« ginge? Mit Sicherheit. Nehmen wir Eingriffe vor, die gar nicht notwendig sind? Auch das muss leider bejaht werden, wie das folgende Beispiel aus meiner Cardioconsulting-Praxis zeigt:

Ein 57-jähriger Mann kommt mit typischen Schmerzen und dem Verdacht auf Herzinfarkt in eine Klinik. Er gibt an, schon vor zwei Jahren ähnliche Beschwerden gehabt zu haben, vorübergehend. Die Koronarangiografie zeigt Engstellen an allen drei Herzkranzgefäßen. Sie werden noch während der Untersuchung erfolgreich mit Stents versehen. Da außerdem die rechte Kranzarterie verschlossen ist, wird anschließend eine MRT-Untersuchung veranlasst, um zu prüfen, ob die Hinterwand, also das Gebiet hinter dem verschlossenen Gefäß, noch vital ist. Nur dann wäre ein Wiedereröffnungsversuch sinnvoll.

Mit dem MRT-Befund kommt der Patient zu mir. In ihm steht »Nachweis einer Myokard-Narbe im Sinne eines abgelaufenen Hinterwandinfarkts« – vermutlich hatte dieser die Beschwerden vor zwei Jahren verursacht, die damals nicht abgeklärt worden waren. In dem Befund steht aber auch: »Empfehlung: Rekanalisationsversuch des chronischen Verschlusses bei erhaltener Vitalität der Hinterwand.« Ein Gefäß zu öffnen, das nur noch Narbengewebe versorgt, ist aber völlig unsinnig, vor allem wenn der Patient, wie in diesem Fall, nach dem Setzen der Stents beschwerdefrei ist. Hier aber hat der Radiologe dem Kardiologen einen Gefallen getan und eine Narbe zwei Zeilen weiter in vitales Gewebe umdefiniert.

Wenn eine therapeutische Maßnahme keinen Nutzen hat, bleibt nur noch die potenzielle Gefährdung übrig. Dieser Patient hat sich auf meinen Rat hin gegen die erneute Herzkatheteruntersuchung entschieden. Nicht alles, was nicht der Norm entspricht, muss repariert werden. Details dazu lesen Sie ab Seite 72.

Diagnostische Verfahren in der Herzmedizin

VERFAHREN	WANN	AUSSAGE ÜBER
Anamnese	immer	familiäre Vorbelastungen, Lebensstilfaktoren
Auskultation	immer	Fehlfunktionen, Extrasystolen, Vorhofflimmern
Elektrokardio-gramm (EKG) (Ruhe)	immer	Rhythmus, Durchblutung, Lungenembolie, Herz-muskelverdickungen bei Verengung der Haupt-schlagaderklappe, Bluthochdruck u. a.
Elektrokardio-gramm (EKG) (Belastung)	Verdacht auf Angina Pectoris	Erregungsleitung im Herzmuskel, Durch-blutungsstörungen
Langzeit-EKG	unklare Herzrhythmus-störungen	Zusammenhang von Herzaktivität und täglicher Belastung, Art der Rhythmusstörung
Myokardszinti-gramm	Verdacht auf Angina Pectoris, Herzinfarkt	Durchblutungsstörungen und Narben
Computertomo-grafie (CT)	Abklärung krankhafter Ver-änderungen am Herzen	Veränderungen am Herzmuskel, Verengungen und Wandbeschaffenheit der Herzkranzge-fäße
Echokardiografie (Ultraschall)	Abklärung krankhafter Ver-änderungen am Herzen	Pumpleistung, Funktion der Klappen sowie Krankheiten des Herzbeutels
Stress-Echokardio-grafie	statt Belastungs-EKG bei ein-geschränkter Belastbarkeit	Wandbewegungsstörungen bei Durchblutungs-mangel
Kardio-MRT (Magnetresonanz-tomografie)	vor Entscheidung für Bypass oder Ballonerweiterung	Vitalität des Herzmuskels, Entzündungen
Koronarangiografie (Linksherzkatheter)	akute Koronarsyndrome, vor Herzoperation oder PCI	Herzkranzgefäße, Herzkammer, Herzklappen, Drücke im Herzen und Hauptschlagader
Rechtsherzkatheter	Lungenembolie, Herzfehler, Vorbereitung zur Operation	Pumpleistung, Druck und Gase der rechten Herzkammer und der Lungenschlagadern
Elektrophysiologische Untersuchung (EPU)	Diagnostik spezieller Herz-rhythmusstörungen	Art und Behandlungsmöglichkeit der Störung

RISIKEN / NEBENWIRKUNGEN	WO	ANMERKUNGEN
keine	Hausarzt, Internist, Kardiologe	besonders wichtig
keine	Hausarzt, Internist, Kardiologe	besonders wichtig
keine	Hausarzt, Internist, Kardiologe	Herzinfarkt kann unbemerkt bleiben
Herzrhythmusstörung bei Mangeldurchblutung (sehr selten)	Hausarzt, Internist, Kardiologe	Symptome trotz unauffälligem EKG erfordern weitere Untersuchungen
keine	Internist, Kardiologe	
Strahlenbelastung von 7 mSv	Kardiologe mit Nuklearmediziner	ohne Nutzen bei pathologischem Belastungs-EKG
Nierenbelastung durch Kontrastmittel (vor allem bei älteren Patienten); Strahlenbelastung (1 bis 2 mSv)	Kardiologe mit Radiologe	einziger Vorteil gegenüber dem Szintigramm ist die niedrigere Strahlenbelastung; für Vorsorge überflüssig
keine	Kardiologe	therapeutische Konsequenz nur bei einem Drittel der Patienten
Nebenwirkungen durch Medikament Dobutamin	Kardiologe	
Nebenwirkungen durch Medikament Dobutamin und evtl. weitere Kontrastmittel, Platzangst in der MRT-Röhre	Kardiologe mit Radiologe	vergleichbar mit Szintigramm, aber teurer. Nicht möglich bei Patienten mit Metall im Körper
Kontrastmittel- und psychische Belastung, Strahlendosis um 4 mSv, Verletzungen, Blutungen, Embolien, Infarkte (weniger als 1%)	Kardiologe	bei positivem Befund (verengte Arterien) kann sofort therapiert werden
Strahlenbelastung; selten Verletzungen, Blutungen, Embolien	Kardiologe	
Strahlenbelastung, Verletzungen, Blutungen, Embolien	Kardiologe	

Spezialisierung: Kardiologen als Hightech-Experten des Körpers

Das medizinische Wissen wächst mit unglaublicher Geschwindigkeit. Je präziser wir aber die Vorgänge in unserem Körper zu verstehen glauben, desto mehr rückt das Verständnis des Ganzen in den Hintergrund. Das erzeugt eine schwierige Balance zwischen dem Potenzial, das uns Molekularbiologie und bildgebende Verfahren im Detail eröffnen, und der Herausforderung, den Menschen mit all seiner Individualität und Eigenständigkeit dabei nicht zu vergessen. In der Herzmedizin ist das besonders wichtig, denn 90 Prozent der Ursachen für Krankheiten in diesem Bereich sind nicht gottgewollt, sondern menschengemacht: durch einen ungesunden Lebensstil.

Auslaufmodell Hausarzt

Einer, der die Biografien seiner Patienten besonders gut kennt und von daher vielleicht am ehesten geeignet wäre, auf die auslösenden Faktoren einer Herzkrankheit einzuwirken, ist der Hausarzt. Allerdings ist das Bild, das von dem Hausarzt in der Öffentlichkeit gern gezeichnet wird, häufig ein idealisiertes. Allein die moderne Mobilität lässt es kaum mehr zu, dass ein Arzt eine Generation einer Familie, vielleicht sogar zwei oder drei in ihrem Leben begleitet und ein wichtiger Ansprechpartner für die verschiedensten Lebenslagen ist. Zudem ist die Institution des Hausarztes ein Auslaufmodell: 50 Prozent der in Deutschland tätigen rund 60 000 Hausärzte werden bis zum Jahr 2020 ihre Praxis aufgeben, vor allem in der Provinz. In den Städten werden mehr medizinische Versorgungszentren mit Teilzeitärzten entstehen.

Die Medizin wird also unpersönlicher, und das in einem Zeitalter der sogenannten personalisierten Medizin – worunter allerdings überwiegend individuelle Biomarker und nicht individuelle Lebenswege verstanden werden.

Die Spezialisierung in der Medizin

Eine Ursache für diese Entwicklung ist die zunehmende Spezialisierung, die mit dem Fortschreiten des Wissens einhergeht. Bis

1993 war es in Deutschland noch möglich, als »Praktischer Arzt« zu arbeiten. Dazu reichten zwei Jahre klinische Tätigkeit nach dem Abschluss des Medizinstudiums. Inzwischen erfordert eine Niederlassung in jedem Fall eine fünfjährige Weiterbildung samt Abschlussprüfung zum Facharzt. Den Facharzt für Innere Medizin, der sich mit einem breiten Spektrum von Herz-Kreislauf-Leiden über immunologische Erkrankungen bis hin zur Onkologie befasst, wird von vielen Landesärztekammern nicht mehr gern gesehen. Die Bestrebungen, diesen »Allrounder« in der Medizin abzuschaffen, wurden jedoch von der Krise der hausärztlichen Versorgung auf dem Land eingebremst. Dennoch geht die Tendenz hin zu weiterer Spezialisierung im Bereich Innere Medizin: So gibt es inzwischen neben den allgemeinmedizinisch arbeitenden hausärztlichen Internisten überwiegend Experten in einem Fach, zum Beispiel für Angiologie (Gefäßerkrankungen) oder Kardiologie. Daneben existieren auch noch 40 000 Fachärzte für Allgemeinmedizin, die an die Stelle der früheren Praktischen Ärzte getreten sind.

In den 60er-Jahren war die Kardiologie nur in spezialisierten Zentren vertreten. Heute gibt es fast 3000 ärztlich tätige Herzspezialisten.

Die Kardiologie wiederum war noch in den 60er-Jahren des vergangenen Jahrhunderts Sache der Universitätskliniken beziehungsweise nur in einigen spezialisierten Zentren vertreten. Inzwischen gibt es in Deutschland fast 3000 ärztlich tätige Kardiologen. Im Jahr 2008 waren außerdem 765 Herzkatheterlabors im gesamten Bundesgebiet tätig.

Wer ist nun am besten geeignet, einer Herzerkrankung vorzubeugen oder sie zu diagnostizieren und zu behandeln?

Was kann der Hausarzt?

Allgemeinmediziner lernen vor allem, was sie alles NICHT behandeln sollen. Dieser Satz von Ferdinand Gerlach, Inhaber des Lehrstuhls für Allgemeinmedizin an der Universität Frankfurt, zeigt bereits den Fokus der allgemeinmedizinischen Tätigkeit: das Sortieren von Symptomen in solche, die vorübergehend oder langfristig sind, stärker organisch oder eher durch eine spezifische Lebenssituation bedingt, einfach zu behandeln oder einer fachärztlichen Expertise zuzuführen sind. Ein Schwerpunkt liegt in der Allgemeinmedizin auf den biopsychosozialen Wurzeln von Erkrankungen, der Gesundheitsbildung, angepasst an die individuellen Lebenslagen, und der Steuerungsfunktion, also der Entscheidung, wann eine Erkrankung von einem Spezialisten weiterbehandelt werden sollte – im Idealfall im gegenseitigen Konsil.

Allgemeinmediziner und hausärztliche Internisten haben also ein umfangreiches Grundwissen über die Funktionen von Herz und Kreislauf. Sie können ein EKG sowohl anfertigen wie auch lesen und interpretieren, und sie sind besonders geeignet, die organischen Befunde in das individuelle Umfeld des Patienten einzuordnen – ob das jetzt besondere Lebenssituationen sind oder sogenannte Ko-Morbiditäten, Zweit- und Dritterkrankungen, die zum Beispiel Wechselwirkungen von Symptomen oder mit Medikamenten hervorrufen können. Ihre Arbeit ist stärker gesprächszentriert, sie sind Experten in der Anamnese, der Befunderhebung, die auch familiäre und soziale Faktoren einschließt, und insbesondere ältere Menschen mit mehreren Gebrechen fühlen sich hier besser aufgehoben als in den Hightech-Praxen der Spezialisten. 80 bis 90 Prozent der Patienten mit Vorhofflimmern werden zum Beispiel im Alltag von ihrem Hausarzt behandelt.

Wann aber reicht das allgemeinmedizinische Wissen nicht mehr aus, um Sie adäquat zu behandeln? Wann sollten Sie Ihren Hausarzt bitten, Ihnen einen Kardiologen zu empfehlen? Und wenn Sie sich vom Kreislauf her schlecht fühlen – sollten Sie dann direkt einen Facharzt aufsuchen oder zunächst Ihren Hausarzt konsultieren? Was kann die Kardiologie, was der Hausarzt oder Allgemeinmediziner nicht kann?

Wann ist der Kardiologe gefragt?

Die Weiterbildungsordnung der Bundesärztekammer (2010) nennt als Fachgebiet der Kardiologie die Erkennung sowie konservative und interventionelle Behandlung von angeborenen und erworbenen Erkrankungen des Herzens, des Kreislaufs und der herznahen Gefäße, Rehabilitation und Beurteilung beruflicher Belastbarkeit, Durchführung und Beurteilung diagnostischer Herzkatheteruntersuchungen, Koronarinterventionen wie Ballonerweiterung und Stents, Durchleuchtung, Aufnahmetechnik und Beurteilung von Röntgenbefunden des Herzens und der Gefäße, Indikationsstellung und Beurteilung nuklear-

Allgemeinmediziner und hausärztliche Internisten sind besonders geeignet, organische Befunde in das individuelle Umfeld des Patienten einzuordnen – ob das jetzt besondere Lebenssituationen sind oder Zweit- und Dritterkrankungen.

medizinischer Untersuchungen sowie intensivmedizinische Basisversorgung, um nur die wichtigsten Inhalte zu nennen. Dabei gibt es Überschneidungen mit den Fachgebieten der Angiologie und Lungenheilkunde.

Schon diese Beschreibung zeigt, dass diagnostische und therapeutische Technik einen großen Teil des Aufgabengebiets der Kardiologie ausmachen. Über Gesundheit oder Krankheit entscheidet aber mehr als bloße Technik. Betrachten wir zum Beispiel die koronare Herzkrankheit und ihr Hauptsymptom, die Angina Pectoris. Die medizinischen Fachgesellschaften legen Leitlinien fest, die helfen sollen, in einer bestimmten Krankheitsphase das Richtige zu tun. Auf dieser Basis ist der Patient selbst dann noch beim Hausarzt in sicheren Händen, wenn das Belastungs-EKG eine Durchblutungsstörung zeigt. Denn: die private und berufliche Lebenssituation mit den entscheidenden Risikofaktoren kann er sicher erfassen und abklären. Eine Durchblutungsstörung kann der Allgemeinarzt oder Internist im Ruhe- oder Belastung-EKG erkennen. Erst wenn die eingeleitete, leitliniengerechte medikamentöse Therapie und die Beratung zur Lebensführung nicht kurzfristig, das heißt nach ein bis zwei Wochen, zu weitgehender Beschwerdefreiheit führt, müsste die Überweisung zum Kardiologen erfolgen.

Unabhängig vom EKG-Befund wird der Patient bei entsprechenden Beschwerden zum Spezialisten überwiesen. Diese Entscheidung aber löst in der Regel eine Kaskade von Folgeuntersuchungen aus. Denn der Kardiologe wird die EKGs wiederholen, weil er dem Generalisten nicht traut. Er wird eine Ultraschalluntersuchung anschließen, und wenn das Belastung-EKG nichts zeigt, eventuell ein Szintigramm anfertigen lassen. Wenn er dann zum Schluss kommt, es liege eine Durchblutungsstörung vor, wird er eine Herzkatheteruntersuchung veranlassen. Bei Vorliegen einer Gefäßverengung wird der Patient dann die Klinik oder Praxis mit einem Stent im Herzen verlassen – auch wenn das vielleicht unnötig wäre.

Leider bekommen Ärzte das Gespräch am wenigsten vergütet. Und die Kardiologen, die an den apparativen Untersuchungen verdienen, verzichten nicht selten darauf und überlassen das dem Hausarzt.

Frauen und Herz

Herzinfarkte gelten als typische Männerkrankheit – vielleicht, weil man sie früher für eine typische Krankheiten von Managern hielt, und dort waren Frauen weit spärlicher vertreten. Doch auch sie sind in hohem Maße von einer Herz-Kreislauf-Erkrankung bedroht. Seit dem Jahr 2002 stehen bei ihnen Herzinfarkte und Schlaganfälle auf Platz eins der Todesursachen. Im Gegensatz zu den Männern, bei denen die Rate tödlicher Herzleiden kontinuierlich abnimmt, machen sich diese Erfolge bei Frauen weniger bemerkbar. Zwischen dem 40. und 55. Lebensjahr wächst ihr Risiko sogar, was nicht zuletzt darauf zurückgeführt wird, dass immer mehr Frauen rauchen. Statistisch gesehen tritt ein Herzinfarkt bei Frauen im Durchschnitt zehn Jahre später auf, weil ihr Risiko, einen Herzinfarkt zu erleiden, bis zu den Wechseljahren durch die weiblichen Geschlechtshormone abgemildert wird. Doch an einem Infarkt versterben prozentual mehr Frauen als Männer, vor allem im jüngeren Lebensalter.

Die Diagnose ist bei Frauen oft falsch oder kommt zu spät

Das könnte auch an einer falschen Behandlung liegen. Die Gendermedizin untersucht seit einigen Jahren verstärkt die organischen Unterschiede der beiden Geschlechter. Für sie ist die Kardiologie ein Paradebeispiel: Patientinnen weisen bei einem Herzinfarkt weniger spezifische Symptome auf als die Männer. Ein Herzinfarkt kann sich bei ihnen auch durch starke Müdigkeit, Schmerzen im Kiefer oder Schwindel und Übelkeit ankündigen. Erst ältere Frauen zeigen vermehrt die klassischen Herzinfarktbeschwerden – den heftigen Brustschmerz, der in den linken Arm ausstrahlt.

Weil die Symptome anders sind, werden akute Herzbeschwerden bei Frauen immer noch falsch oder zu spät diagnostiziert. Es dauert länger, bis sie auf eine Intensivstation eingewiesen werden, und sie bekommen deutlich weniger Herzkatheter gesetzt als Männer. Und selbst wenn ein Arzt sofort den richtigen Verdacht hat, lässt sich der Infarkt mit den üblichen Diagnoseverfahren nur bedingt nachweisen, da sich eine Durchblutungsstörung im Herzen bei ihnen oft anders darstellt als beim Mann. Gendermediziner empfehlen deshalb, zur präziseren Abklärung bei Frauen weitere bildgebende Verfahren anzuwenden – zum Beispiel eine Stress-Echokardiografie.

Warum sich die Risikofaktoren für Herzkrankheiten bei Frauen anders auswirken

Die Risikofaktoren sind bei Frauen im Prinzip dieselben: Diabetes, Bluthochdruck, erhöhte Blutfettwerte, Übergewicht und Rauchen. Die einzelnen Faktoren wirken sich jedoch unterschiedlich intensiv aus. So reagiert der weibliche Organismus sensibler auf Giftstoffe im Tabakrauch als der männliche: Rauchende Frauen haben im Vergleich zu rauchenden Männern ein um 25 Prozent höheres Risiko einer Herz-Kreislauf-Erkrankung. Frauen besitzen von Natur aus mehr Körperfett und sind häufiger stark übergewichtig als Männer. Drei Risikofaktoren

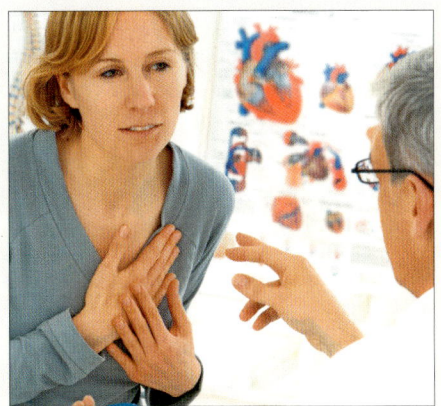

Bei Frauen äußert sich ein Herzinfarkt oft anders als bei Männern – Ärzte erkennen dies oft zu spät.

aus stärker auf Beziehungsprobleme. Auch das Tako-Tsubo-Syndrom, das lebensbedrohend ist, obwohl es keinen Infarkt darstellt (siehe Seite 116) wird vor allem durch emotionale Traumata getriggert und betrifft überwiegend Frauen. Ob sie wirklich doppelt so häufig Depressionen entwickeln, stellt die Gendermedizin, die sich mit Geschlechterunterschieden in Diagnose und Therapie befasst, infrage. Möglicherweise werden Depressionen bei Männern einfach häufig nicht erkannt, weil das Krankheitsbild nicht in die soziale Rolle des »starken Geschlechts« passt. Depressionen jedenfalls sind ein massiver Risikofaktor für Herzleiden.

sind besonders hervorzuheben: Probleme während einer Schwangerschaft, Rheuma und sozialer Stress.

Frauenspezifische Risikofaktoren

Während einer Schwangerschaft treten häufiger Diabetes und Bluthochdruck auf. Studien weisen darauf hin, dass Bluthochdruck bei Frauen zu 30 bis 40 Prozent mehr Schäden an Herz und Gefäßen führt als beim Mann. Herzprobleme treten – vermutlich wegen der Entzündungsbotenstoffe im Körper – auch öfter auf, wenn eine Frau an rheumatoider Arthritis leidet. Außerdem sind Frauen häufiger als Männer sozial stark belastet – etwa durch die Pflege von Angehörigen. Sie scheinen viel intensiver auf psychosoziale Belastungen bei der Arbeit, mit den Kindern, dem Partner und bei Trennung zu reagieren als Männer. Frauen reagieren weit-

Was können Frauen tun, um ihr Herz zu schützen?

Es gibt aber auch positive Faktoren: Wie Studien zeigen, profitieren Frauen von körperlicher Aktivität anscheinend noch stärker als Männer. Eine Untersuchung der Harvard Medical School ergab, dass schon zweieinhalb Stunden moderate Bewegung in der Woche die Wahrscheinlichkeit für Herz- und Gefäßprobleme signifikant senkt. Dazu zählen zum Beispiel rasches Gehen, aber auch ganz alltägliche Bewegungen wie Gartenarbeit und Treppensteigen. Nach den Wechseljahren regen Östrogene den Körper nicht mehr zur Produktion blutdrucksenkender Substanzen an, im Gegenteil. Sie stimulieren die Bildung gefäßverengender Stoffe, die den Blutdruck erhöhen. Hormonersatztherapien schützen leider trotzdem nicht, wie früher angenommen worden war.

Herz-Kreislauf-Medikamente

Fast jeder Herzpatient nimmt mindestens ein Medikament zu sich, die meisten davon mehrere gleichzeitig. Von allen rezeptpflichtigen Arzneimitteln wurden am häufigsten Bluthochdruckmittel verschrieben, so eine Analyse des Wissenschaftlichen Instituts der AOK (WIdO) über Verordnungen aus dem Jahr 2012. Ein Fünftel (20,8 Prozent) der 37,9 Milliarden Tagesdosen entfielen allein auf die Bluthochdruckmittel (mit ACE-Hemmern und Sartanen). Herzmedikamente nehmen einen wichtigen Platz auf der Liste der zehn am häufigsten verschriebenen Mittel ein (Platz 3: Betablocker Metroprolol; Platz 5: ACE-Hemmer Ramipril und Cholesterinsenker Simvastatin; Platz 8: Betablocker Bisoprolol).

Die Hälfte dieser Medikamente wurden aber nicht oder nicht richtig angewendet, so die wissenschaftlichen Erhebungen über die sogenannte Non-Compliance – das Nichtbefolgen ärztlicher Empfehlungen. Manche der Patienten kommen mit der Verschreibung nicht zurecht oder sind vergesslich. Zwei Drittel der Verweigerer weichen ganz bewusst von der Verordnung ab oder werfen das Medikament gleich in den Müll – ohne mit ihrem Arzt darüber zu sprechen. Das kostet nicht nur viel Geld, sondern birgt auch viele Gefahren für die Betroffenen.

Zu Risiken und Nebenwirkungen ...

Viele Patienten haben Angst vor Nebenwirkungen und diese ist nicht unbegründet, denn Medikamente, die so stark sind, dass sie wirken, können auch unerwünschte Folgen haben. Das ideale Arzneimittel gibt es nicht – in der Regel müssen Vor- und Nachteile abgewogen und mit dem Risiko einer Nichtbehandlung verglichen werden. Trauen Sie sich deshalb, mit Ihrem Arzt darüber zu sprechen, welche Probleme Sie auf Ihr Medikament zurückführen. Er wird mit Ihnen nach einer Lösung und einem anderen Medikament suchen. Und wenn Sie sich von einem meiner Kollegen nicht ernst genommen fühlen, dann scheuen Sie sich nicht, den Arzt zu wechseln. Ein guter Arzt wird Ihnen zuhören, er weiß, wie wichtig das Gespräch ist.

Nur ein einfühlsamer Arzt kann Ihnen die Angst nehmen, die ein überlanger Beipackzettel vielleicht schürt, denn die Hersteller beschreiben auch noch die unwahrscheinlichsten Risiken, da sie sich vor Haftungsrisiken schützen wollen. Oder er kann Sie davor warnen, die Tabletten zu früh abzusetzen – zum Beispiel wenn Sie nach der Einnahme von Blutdrucksenkern anfangs schlapp und müde sind. Das liegt dann eher an der erwünschten Senkung des Blutdrucks und nicht unmittelbar an den Inhaltsstoffen der Tabletten. Nach den ersten Wochen der Einnahme hat sich der Körper an die veränderten Druckverhältnisse gewöhnt und Sie fühlen sich wieder wohl.

Aber es gibt natürlich Risiken, die Sie in Betracht ziehen müssen – so verstärken manche Betablocker Lungenerkrankungen. Antikoagulanzien, sogenannte Blutverdünner retten Leben und sind ein zentrales Medikament nach dem Einsatz künstlicher Herzklappen. Aber sie können in Kombination mit anderen Medikamenten oder Erkrankungen (zum Beispiel Dickdarmdivertikeln) zu starken Blutungen führen, die sich nur schwer stillen lassen und lebensbedrohlich werden können. Andere Herzmedikamente reichern sich im Körper an und können zu Wechselwirkungen mit anderen Arzneistoffen führen.

Unerwünschte Wechselwirkungen gehen auch Schmerzmittel wie etwa Ibuprofen ein, das die blutverdünnende Wirkung von ASS, von vielen Herzpatienten genommen, herabsetzt. Nach einer australischen Studie verschweigen zwei Drittel der Patienten die Einnahme von Ibuprofen. Schätzungen in Deutschland gehen davon aus, dass 5 Prozent der Krankenhauseinweisungen mit Medikamenten-Wechselwirkungen zusammenhängen.

Viele Patienten haben Angst vor Nebenwirkungen und diese ist nicht unbegründet, denn Medikamente, die so stark sind, dass sie wirken, können auch unerwünschte Folgen haben.

Spezielle Fragen bei Senioren

Die meisten Herzmedikamente werden von älteren Menschen genommen, die generell mehr Arzneimittel schlucken: Jeder dritte über 65-Jährige nimmt täglich mehr als fünf Medikamente ein – dabei kann es zu unerwünschten Wechselwirkungen kommen. Hinzu kommt, dass der Stoffwechsel eines Menschen sich mit dem Alter verändert und entweder empfindlicher auf bestimmte Substanzen anspricht oder weniger intensiv als der Durchschnittsbürger jüngeren Alters. Weil Leber und Niere nicht mehr ihre volle Leistung erreichen, werden chemische Stoffe schwerer abgebaut. Bisher weiß die Forschung noch zu wenig über die speziellen Bedürfnisse älterer Menschen. Eine Ausnahme ist die sogenannte Priscus-Liste (lat. priscus = altehrwürdig), die im Jahr 2010 erstmals von einem geriatrisch-pharmakologischen Forschungsteam veröffentlicht wurde. Sie nennt Wirkstoffe, die bei älteren Menschen zu besonderen Problemen führen können, und deshalb diesen nicht verordnet werden sollten. Außerdem nennt sie, wenn vorhanden, Alternativen. Die Priscus-Liste wird laufend aktualisiert. Sie nennt auch Wirkstoffe unter Blutdrucksenkern und Betablockern, die Sie in der Aufstellung auf Seite 69 finden werden.

Generell gilt ...

Eine Selbstmedikation kann keiner Patientin und keinem Patienten empfohlen werden, allein schon wegen der unkalkulierbaren Wechselwirkungen. Wirklich neue Wirkstoffe sind selten. Vom Institut für Qualität und Wirtschaftlichkeit im Gesundheitswesen (IQWiG) wurden inzwischen über 50 neue Wirkstoffe auf ihren medizinischen Nutzen getestet. Das Ergebnis: Zusätzlichen Nutzen gegenüber den älteren Arzneimitteln hatten nur 15. Wenn ihr Arzt zurückhaltend ist gegenüber neuen Medikamenten, mindestens in den ersten beiden Jahren nach Einführung, ist das in aller Regel ein Zeichen für lange Erfahrung und Besonnenheit. Fragen Sie Ihre Ärztin oder Ihren Arzt nach den Gründen, wenn Sie auf ein neues Arzneimittel umgestellt werden sollen. Generika (also Nachahmerpräparate, die nach Ablauf eines Arzneimittelpatentes zugelassen werden) sind in der Regel nicht schlechter als teure Originalpräparate.

Zu viele Medikamente?

Man kann sich natürlich auch fragen, ob Medikamente nicht auch leichtfertig verschrieben werden – wo es Arzt und Patient aus unterschiedlichen Motiven heraus einfacher scheint, mit einer Pille wie zum Beispiel einem Cholesterinsenker das Problem zu lösen, weil eine Umstellung der Ernährung einfach anstrengender und weniger erfolgversprechend zu sein scheint. Ärzte neigen dazu, zeigen Studien, mehr Arzneien zu verschreiben, wenn ihre Patienten das wünschen – auch wenn das eigentlich nicht nötig wäre. Erfahrungen aus den USA zeigen, dass Lebens-

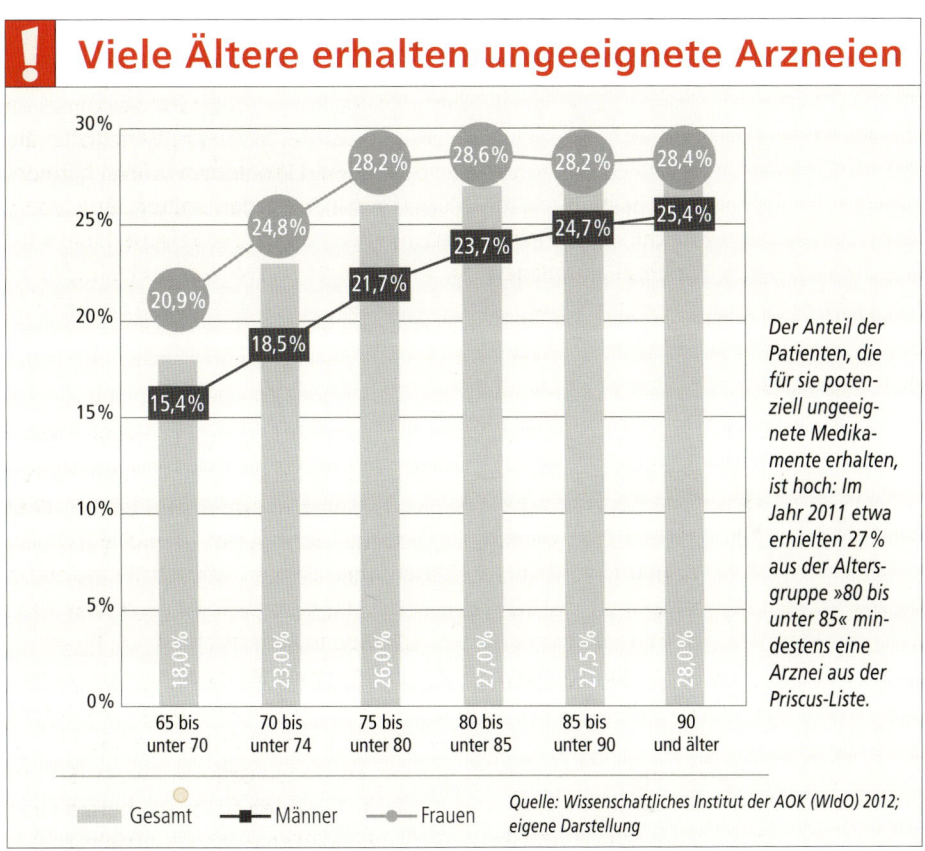

! Viele Ältere erhalten ungeeignete Arzneien

Der Anteil der Patienten, die für sie potenziell ungeeignete Medikamente erhalten, ist hoch: Im Jahr 2011 etwa erhielten 27% aus der Altersgruppe »80 bis unter 85« mindestens eine Arznei aus der Priscus-Liste.

Balkendiagramm mit Werten:
- 65 bis unter 70: Gesamt 18,0%, Männer 15,4%, Frauen 20,9%
- 70 bis unter 74: Gesamt 23,0%, Männer 18,5%, Frauen 24,8%
- 75 bis unter 80: Gesamt 26,0%, Männer 21,7%, Frauen 28,2%
- 80 bis unter 85: Gesamt 27,0%, Männer 23,7%, Frauen 28,6%
- 85 bis unter 90: Gesamt 27,5%, Männer 24,7%, Frauen 28,2%
- 90 und älter: Gesamt 28,0%, Männer 25,4%, Frauen 28,4%

Gesamt — Männer — Frauen

Quelle: Wissenschaftliches Institut der AOK (WIdO) 2012; eigene Darstellung

stilveränderungen nicht nur der Vorbeugung und Symptomlinderung dienen, sondern dass sich sogar Verengungen der Herzkranzgefäße zurückbilden können (siehe Seite 140–142). Sie zeigen aber auch, dass die Patienten, wollen sie ein gesünderes Leben »durchhalten«, eine gute Schulung benötigen und eine Begleitung, zum Beispiel die Betreuung durch eine speziell geschulte Schwester oder einen Ordnungstherapeuten, einen Spezialisten für naturheilkundliche Anregung der Selbstregulation des Organismus, eine Art Gesundheitscoach. Dafür fehlt den Ärzten in Deutschland sowohl die Ausbildung als auch die Zeit, denn das deutsche Gesundheitssystem honoriert Zuwendung und Kommunikation mit den Patienten nur unzureichend.

Welche Medikamente wofür?

Welche Medikamente bei einem Herz-Kreislauf-Leiden verschrieben werden, hängt vor allem von den Begleiterkrankungen ab, die besonders bei älteren Patienten häufig sind, etwa Diabetes. Oder: Bei Patienten, deren Herzkranzgefäße verengt sind, ist oft auch die Pumpfunktion des Herzens beeinträchtigt, deshalb erhalten sie zum Beispiel häufig einen ACE-Hemmer und einen Betablocker, nicht selten kombiniert mit einem Medikament zur Entwässerung und einem Hemmer der Blutgerinnung. Deshalb kann Ihnen dieser Überblick nur ein Verständnis für die Funktion einzelner Wirkstoffgruppen vermitteln.

• ACE-Hemmer

Wirkprinzip: Sie hemmen ein Enzym (Angiotensin Converting Enzyme), das ein Teil einer den Blutdruck regulierenden Kaskade von Botenstoffen ist. Gleichzeitig verhindern die Substanzen auch den Abbau anderer gefäßerweiternder Substanzen, zum Beispiel der Kinine.
Ziel: Blutdrucksenkung durch Gefäßerweiterung und Verminderung der Belastung der linken Herzkammer
Wichtigste Vertreter: Ramipril, Enalapril, Lisinopril, Captopril
Einsatz: Hochdruck, Herzschwäche, nach Herzinfarkt, vor allem bei deutlich geschädigter linker Herzkammer
Nebenwirkungen: Reizhusten (bis 10 %), Hautausschläge (bis 5 %); Leberschädigungen; Verschlechterung der Nierenfunktion möglich; die Kaliumkonzentration im Blut kann sich erhöhen; wenn die Haut sich rötet oder juckt,

kann dies auf eine Allergie hindeuten, es kann auch zu Herzrasen, Schwäche, Schwindel und Atemnot kommen (schwere Allergie).

• Aldosteronantagonisten

Wirkprinzip: Sie hemmen das Hormon Aldosteron, wodurch eine erhöhte Wasserausscheidung erzielt wird, ohne dass Kalium verloren geht.
Ziel: Blutdrucksenkung und Verstärkung der Herzkraft
Wichtigste Vertreter: Spironolacton, Eplerenon
Einsatz: Nach Herzinfarkt mit deutlicher Herzmuskelschädigung
Nebenwirkungen: Kaliumanstieg, Übelkeit, Durchfall, Hypotonie, Kraftlosigkeit, Nierenfunktionsstörungen, schmerzhafte Schwellung der Brustdrüse, auch bei Männern (Spironolacton)

• Antiarrhythmika (Medikamente gegen Herzrhythmusstörungen)

Wirkprinzip: Sie beeinflussen den Kalium-Kalzium-Haushalt und haben Einfluss auf die Blutsalzkonzentration.
Ziel: Rhythmisierung des Herzschlags, Unterdrückung von Arrhythmien
Wichtigste Vertreter: Amiodarone / Dronedarone, Flecainid und Sotalol
Einsatz: Vorhofflimmern, Kammerarrhythmien
Nebenwirkungen: Proarrhythmie, d. h. Steigerung der Erregbarkeit des Herzens. Vor allem bei älteren Menschen können Antiarrhytmika zu Störungen des Gehirns und des Nervensystems führen. Manchmal ist ein Kathetereingriff einem Medikament vorzuziehen, ein Schrittmacher

oder ein Defibrillator (siehe Seite 91–95). Was am besten ist, kann nur ein Arzt entscheiden.

Zu beachten: Die Priscus-Forschergruppe warnt bei über 65-Jährigen vor folgenden Wirkstoffen: Chinidin, Flecainid, Sotalol, Digoxin, Acetyldigoxin, Metildigoxin.

• Antikoagulanzien

Wirkprinzip: Es sind Wirkstoffe, die Vitamin K hemmen, das zur Bildung wirksamer Gerinnungsfaktoren des Plasmas erforderlich ist, und dadurch die Gerinnbarkeit des Blutes herabsetzen.
Ziel: Verhinderung von Blutgerinnseln (Thromben), die Embolien auslösen
Wichtigster Vertreter: Phenprocoumon (Marcumar®)
Einsatz: Vorhofflimmern, Träger künstlicher Herzklappen
Nebenwirkungen: Blutergüsse, Zahnfleisch- und Nasenbluten, Blut im Urin (10 %), Hirnblutungen (0,5 %)

• Neue Antikoagulanzien
(NOAKs)

Wirkprinzip: NOAKs hemmen die Blutgerinnungsfaktoren Thrombin und Faktor Xa.
Ziel: Verhinderung von Blutgerinnseln (Thromben), die Embolien auslösen
Wichtigste Vertreter: Dabigatran, Apixaban, Rivaroxaban
Einsatz: Vorhofflimmern (vor allem ohne chronische KHK) bei schlechter Einstellbarkeit unter Marcumar®
Nebenwirkungen: Blutergüsse, Zahnfleisch-

und Nasenbluten, Blut im Urin, Hirnblutungen. In einigen Studien minimal erfolgreicher bei der Verringerung der Schlaganfallrate als Marcumar®. Gefahr bei Blutungen, da bisher noch kein Gegenmittel wie bei Marcumar® verfügbar ist und Blutungen nur schwer gestillt werden können.

Zu beachten: Nicht gleichzeitig Schmerzmittel mit Acetylsalicylsäure einnehmen (z. B. Aspirin®, ASS-ratiopharm®, Thomapyrin®), weil dadurch die Blutungsneigung und -gefahr erhöht wird. Erhöhtes Herzinfarktrisiko (Dabigatran). Vorsicht bei unzuverlässiger Einnahme wegen der kurzen Wirkdauer und bei Nierenfunktionsstörungen und höherem Lebensalter.

• AT1-Antagonisten

Wirkprinzip: Sie hemmen einen Rezeptor (Angiotensin-Rezeptor), der zur Blutdrucksteigerung notwendig ist.
Ziel: Blutdrucksenkung durch Gefäßerweiterung
Wichtigste Vertreter: Valsartan, Losartan, Candesartan
Einsatz: Hochdruck bei Unverträglichkeit von ACE-Hemmern
Nebenwirkungen: Kalium-Anstieg, Schwindelgefühl, trockener Husten (wesentlich seltener als unter ACE-Hemmern!); die Nierenfunktion kann sich verschlechtern, es bilden sich dann Wasseransammlungen in den Beinen (Ödeme), die Harnausscheidung kann sich verschlechtern. Wenn die Haut sich rötet oder juckt, kann dies auf eine Allergie hindeuten, es kann auch zu

Welche Medikamente wofür?

Herzrasen, Schwäche, Schwindel und Atemnot kommen (schwere Allergie).

Neues aus der Forschung: Einige der Präparate scheinen das Diabetesrisiko ebenso wie das Cholesterin senken zu können.

• Betablocker

Wirkprinzip: Stresshormone wie Adrenalin und Noradrenalin werden blockiert. Darüber hinaus dämpfen Betablocker Nervenimpulse und verlangsamen so den Herzschlag.

Ziel: Lindern die Symptome von Angina Pectoris, reduzieren die Sterblichkeit nach Herzinfarkt, senken Blutdruck und Herzfrequenz

Wichtigste Vertreter: Metoprolol, Bisoprolol, Carvedilol

Einsatz: Koronare Herzkrankheit, Bluthochdruck (eher bei jüngeren Patienten), Herzrhythmusstörungen

Nebenwirkungen: Albträume, Luftnot, Müdigkeit, Depressionen, Potenzstörungen, Symptome des zu niedrigen Blutdrucks und zu langsamer Herzfrequenz, Asthma, leichte Blutzuckererhöhung; Wahrnehmungsstörungen und Sinnestäuschungen (Halluzinationen und Psychosen); die Medikamente stellen die Patienten ruhig – häufig mehr als gewünscht. Gerade zu Beginn der Therapie klagen einige Patienten über eine verminderte körperliche und geistige Leistungsfähigkeit. Langfristig steigt das Risiko, an Diabetes zu erkranken.

Zu beachten: Das vegetative Nervensystem gewöhnt sich an das Medikament und reagiert dann nicht mehr darauf. Soll die Dosis nicht weiter erhöht werden, muss der Arzt manchmal das Präparat wechseln. Wegen dieses Gewöhnungseffekts dürfen Betablocker auch nicht abrupt abgesetzt werden. Andernfalls reagiert der Körper zu heftig, der Herzschlag nimmt plötzlich zu oder es treten Herzrhythmusstörungen auf. Die Dosierungsanweisungen des Arztes müssen daher immer streng eingehalten werden.

Neues aus der Forschung: Neuere Studien sehen die Verschreibung von Betablockern gegen Bluthochdruck kritisch. Eine Metaanalyse, die mehrere Studien zusammenfasst, wies darauf hin, dass etwa der Betablocker Atenolol zwar den Blutdruck senkt, dies aber keinen Effekt auf die Häufigkeit von Schlaganfall und die Todesrate hatte. Die Häufigkeit von Herzinfarkten wurde nur tendenziell verringert. Eine zweite Arbeit widmet sich allen Betablockern und fand heraus, dass diese zwar wirksamer waren als ein Scheinmedikament, aber dass die Senkung der Schlaganfallrate von 19 Prozent nur halb so groß war wie nach der Einnahme eines Entwässerungsmittels (Diuretika, siehe unten). Es zeigte sich kein eindeutiger Vorteil gegenüber anderen blutdrucksenkenden Mitteln. Generell wurde die Datenlage als mangelhaft bezeichnet.

Wichtig: Unbestritten und eindrucksvoll bleiben die beiden wichtigsten Indikationen der Betablocker: Bei Herzschwäche verbessern Betablocker die Prognose um 35 Prozent. Die Sterblichkeit nach Herzinfarkt wird um die Hälfte reduziert.

• Cholesterinsenker
(CSE-Hemmer, Statine)

Wirkprinzip: Cholesterinsyntheseenzymhemmer wie die Statine hemmen ein Zwischenprodukt der Cholesterinsynthese.

Ziel: Senkung des gefährlichen low-density lipoprotein (LDL), aber auch des Gesamtcholesterinspiegels. Stabilisierung der Plaques in den Gefäßwänden, die, wenn sie einreißen, Infarkte auslösen können

Wichtigste Vertreter: Simvastatin, Pravastatin, Atorvastatin, Fluvastatin, Lovastatin, Rosuvastatin

Einsatz: LDL über 190 dl/l oder auch alle Patienten mit kardiovaskulärer Erkrankung, Diabetiker Typ 2 (40 bis 75 Jahre) und Patienten mit sehr hohem Langzeitrisiko an kardiovaskulären Erkrankungen

Nebenwirkungen: Muskelschmerzen, selten schwere Myopathien, Übelkeit, Verstopfung, Albträume, Leberschäden; Risikoerhöhung für Trübung der Augenlinse (grauer Star, Katarakt); evtl. kommt es zur Beeinträchtigung des Erinnerungsvermögens.

Zu beachten: Die amerikanische Herzgesellschaft empfiehlt seit 2013 nur noch Statine zur Behandlung der Hypercholesterinämie und widerspricht ausdrücklich der Behandlung mit anderen Lipidsenkern wie Ezetimib (z. B. in Inegy®).

• Digitalis

Wirkprinzip: Extrakt des Fingerhuts, der die Natrium- und Kaliumpumpen der Herzmuskelzellen hemmt. Die abnehmende Kaliumkonzentration in den Zellen verringert die Herzfrequenz. Der wachsende Kalziumanteil stärkt das Herz.

Ziel: Steigerung der Herzmuskelkraft, Senkung der Herzfrequenz, insbesondere bei Belastung, Hemmung von Sinus- und AV-Knoten, Besserung der Atemnot, Entwässerung

Wichtigste Vertreter: Digitoxin, ß-Acetyldigoxin, Metildigoxin, Digoxin

Einsatz: Chronische Herzinsuffizienz mit Herzrasen (absolute Arrhythmie) und bei Vorhofflimmern mit schneller Überleitung

Nebenwirkungen: Magen-Darm-Beschwerden, Überleitungsstörungen zwischen Vorhof und Kammer, Arrythmien; wenn Depressionen, Unruhe, Angststörungen, Doppelbilder und Farbensehen (z. B. Gelbtönung) auftreten, sollte die Dosierung vom Arzt überprüft werden.

Zu beachten: Die Grenze zwischen gut und giftig ist fließend. Der Arzt muss die Dosis daher nach Alter und Gewicht individuell festgelegen und regelmäßig kontrollieren. Bereits bei der 1,5- bis 3-fachen Dosis kann es zu Vergiftungserscheinungen kommen. Jüngere Menschen reagieren auf eine Überdosis mit Sehstörungen und Übelkeit, ältere mit Depressionen und Verwirrtheit.

• Diuretika

Wirkprinzip: Diuretika hemmen die Fähigkeit der Niere, Wasser aus dem Blutplasma zurückzugewinnen.

Ziel: Harntreibend, dadurch werden Luftnot und Überwässerung des Körpers bei Herzschwäche vermindert

Welche Medikamente wofür?

Wichtigste Vertreter: Hydrochlorothiazid (HCT), Xipamid, Indapamid, Chlorthalidon, Torasemid, Furosemid

Einsatz: Herzschwäche, Bluthochdruck

Nebenwirkungen: Mundtrockenheit, Durst, Muskelschmerzen und -krämpfe als Hinweis für einen übermäßigen Salz- und Flüssigkeitsverlust; Hautjucken, Verarmung des Körpers an Kalium, Harnsäureanstieg, leichte Blutzuckererhöhung; wenn die Haut sich rötet oder juckt, kann dies auf eine Allergie hindeuten, es kann auch zu Herzrasen, Schwäche, Schwindel und Atemnot kommen (schwere Allergie).

Zu beachten: Da die meisten Diuretika in der Niere mit Wasser auch Salze wie Natrium, Kalium oder Kalzium mitnehmen, müssen Patienten, die Diuretika nehmen, ihren Mineralstoffhaushalt im Griff behalten. Denn ein unkontrollierter Verlust dieser Salze erhöht das Risiko von Herzrhythmusstörungen. Besondere Vorsicht ist bei Kombination mit den ebenfalls blutdrucksenkenden ACE-Hemmern geboten. Es kann zu starkem und plötzlichem Blutdruckabfall und einer Verschlechterung der Nierenfunktion kommen.

• Kalziumantagonisten

Wirkprinzip: Sie verringern den Einstrom von Kalziumionen ins Innere der Muskelzelle. Das setzt die Fähigkeit der glatten Gefäßmuskeln herab, sich zusammenzuziehen: Die Blutgefäße weiten sich.

Ziel: Gefäßerweiterung mit Blutdrucksenkung

Wichtigste Vertreter: Amlodipin, Lercanidipin, Nitrendipin, Diltiazem, Felodipin, Verapamil

Einsatz: Bluthochdruck, besondere Formen der Angina Pectoris (Vasospasmen)

Nebenwirkungen: Gesichtsrötung (Flush), Beinödeme, Kopfschmerzen, Verschlechterung einer Herzschwäche, Herzbeschleunigung oder Verlangsamung (Verapamil), leichte Blutzuckererhöhung; wenn die Haut sich rötet oder juckt, kann dies auf eine Allergie hindeuten; zu Beginn der Behandlung können Angina-Pectoris-Anfälle auftreten oder eine bereits bestehende Angina Pectoris kann sich verstärken.

• Thrombozytenaggregationshemmer

Wirkprinzip: Sie hemmen die natürliche Verklebungstendenz der Blutplättchen.

Ziel: Verhinderung von Thrombosen

Wichtigste Vertreter: Acetylsalicylsäure (ASS), Clopidogrel, Prasugrel, Ticagrelor, Ticlopidin

Einsatz: Nach Herzinfarkt und KHK mit Angina Pectoris, Ballonerweiterung mit und ohne Stent (hier für 6 bis 12 Monate ASS immer in Kombination mit Prasugrel o. Ä.)

Nebenwirkungen: Magen-Darm-Beschwerden und Ulcera, Atemwegsbeschwerden, allergische Urtikaria, Blutungen

Zu beachten: Nicht gleichzeitig selbst gekaufte Schmerzmittel mit Acetylsalicylsäure einnehmen (z. B. Aspirin®, ASS-ratiopharm®, Thomapyrin®), weil dadurch die Blutungsneigung und -gefahr erhöht wird. Die Priscus-Liste warnt bei über 65-jährigen Patienten vor den Wirkstoffen Ticlopidin (Veränderungen des Blutbilds möglich) und Prasugrel (Blutungsrisiko über 75 Jahren).

Medikamente gegen Bluthochdruck

Einige der Medikamente gegen zu hohen Blutdruck, speziell die sogenannten Alphablocker, wirken nicht nur an den Blutgefäßen und am Herzen, sondern auch im Gehirn. Bei alten Menschen sind die Gehirnzellen empfindlicher, deshalb können die Medikamente vermehrt Nebenwirkungen haben. Andere senken den Blutdruck sehr schnell und stark. Das kann zu Kreislaufproblemen führen, die auch Stürze auslösen können. In der von mir zusammengestellten Liste sind einige Medikamente gegen Bluthochdruck aus der Priscus-Liste gar nicht mehr erwähnt. Da es aber immer noch ein beträchtliches Verschreibungsvolumen dieser Präparate gibt, sind die Warnungen auf jeden Fall beachtenswert. Die Priscus-Forschergruppe warnt bei über 65-Jährigen vor:

● Doxazosin, Prazosin und Terazosin, die zu Mundtrockenheit, Verstopfung, Kreislaufproblemen, Problemen beim Wasserlassen führen können. Die Risikoverringerung von Herz-Kreislauf-Erkrankungen und Schlaganfällen ist niedriger als bei anderen Bluthochdruckmedikamenten.

● Clonidin, das als Nebenwirkungen zu Schwindel und Kreislaufproblemen führen kann und sich teilweise ungünstig auf die geistige Leistungsfähigkeit auswirkt.

● Reserpin, das als Nebenwirkungen Traurigkeit, Benommenheit und Schwindel auslösen kann. Auch negative Auswirkungen auf die geistige Leistungsfähigkeit sind beschrieben.

● Methyldopa, für das bei älteren Menschen Kreislaufprobleme bis hin zur Bewusstlosigkeit und starke Benommenheit beschrieben sind.

● Nifedipin (nicht retardiert), ein kurzwirksames Medikament, das zu ausgeprägten Kreislaufproblemen führen kann und im Vergleich zu anderen Bluthochdruckmedikamenten mit erhöhter Sterblichkeit assoziiert ist.

Als alternative Wirkstoffe empfiehlt die Priscus-Liste ACE-Hemmer (z. B. Ramipril, Enalapril u. a.), AT1-Blocker (z. B. Losartan, Telmisartan u. a.), (Thiazid-)Diuretika (z. B. Hydrochlorothiazid), Betablocker (z. B. Metoprolol, Carvedilol u. a.) und lang wirksame Kalziumantagonisten (z. B. Amlodipin u. a.).

Daneben lässt sich der Blutdruck oftmals auch durch Veränderungen im Lebensstil effizient senken (siehe Seite 128–139).

Die Wirksamkeit von Naturheilmitteln

Ohne Zweifel gibt es in der Natur zahlreiche Stoffe, bei denen eine Wirksamkeit auf die Herzfunktion gesichert ist. Sehr gut untersucht sind Weißdornpräparate, deren Wirkstoff schon seit Jahrhunderten bei nachlassender Herzleistung eingesetzt wird. Standardisierte Extrakte aus Weißdornblättern mit -blüten sind als Arzneimittel zur Behandlung der Herzinsuffizienz bis zum Stadium NYHA II (ohne Beschwerden oder Beschwerden bei starker Belastung) zugelassen. Daten aus klinischen Studien belegen, dass bestimmte Weißdornextrakte bei diesen leichteren Formen der Herzinsuffizienz die kardiale Pumpkraft verbessern, die körperliche Belastbarkeit erhöhen, die typischen Symptome reduzieren und die Lebensqualität verbessern. Ein großer Vorteil ist, dass Weißdorn im Gegensatz zu vielen anderen pflanzlichen Substanzen keine Wechselwirkungen eingeht und außerdem gut verträglich ist. Patienten mit einer leitliniengerechten Therapie ihrer chronischen Herzschwäche profitieren allerdings von einer zusätzlichen Behandlung mit Weißdornextrakten nicht. Auch ein Fortschreiten der Herzinsuffizienz konnte nicht verhindert werden. Kleinere Studien zeigen, dass, wenn Patienten nur bei stärkeren Belastungen (z. B. Treppensteigen) Luftnot haben (Herzinsuffizienz im Stadium II nach NYHA), diese auf eine Behandlung mit einer Verbesserung der Belastungstoleranz ansprechen können. Auch auf eine leichte blutdrucksenkende und cholesterinsenkende Wirkung liegen Hinweise vor. Die Verträglichkeit hat sich in Studien als überwiegend gut erwiesen.

Als langjährig klinisch tätiger Kardiologe bin ich kein Spezialist für Naturheilmittel. Ob das Wort »Natur« vor einem Heilmittel steht oder nicht, ist für mich zweitrangig. Jede Medikamenteneinnahme muss sachlich begründet sein. Darüber entscheidet selbstverständlich auch der Betroffene mit. Bei Fragen meiner Patienten in der Klinik habe ich mich immer an den Rat einer befreundeten Kollegin gehalten: »Wenn es Ihnen besser geht damit, Sie davon keine Nebenwirkungen haben und es Ihnen kein Loch ins Portemonnaie macht – dann nehmen Sie es weiter.« Jeder muss aber wissen, dass auch pflanzliche Präparate Medikamente sind. Sie können genauso wie chemische Mittel das Gefühl bestärken, schon alles für das Gesundwerden zu tun. Dabei spielen – wie wir später sehen werden – die Umstellungen des Lebensstils eine noch wichtigere Rolle in einer ganzheitlichen Sicht auf Herzerkrankungen im Allgemeinen und die koronare Herzkrankheit im Besonderen. Weniger leicht zu erreichen zwar als das Schlucken von ein paar Pillen, aber nachhaltiger und nebenwirkungsfrei.

Nahrungsergänzungsmittel: wenig Nutzen

Nahrungsergänzungsmittel sind Zubereitungen, in denen Wirkstoffe aus Lebensmitteln konzentriert angeboten werden. Doch auch, wenn sie frei verkäuflich sind, gilt wie bei Arzneimitteln: Was wirkt, hat auch Nebenwirkungen. Der wichtigste Unterschied zwischen einem Lebens- und Nahrungsergänzungsmittel ist, dass in der Natur kein Wirkstoff einzeln vorkommt, sondern immer im Verbund mit anderen – diese mildern Nebenwirkungen ab und verstärken andere Effekte. Die »sanfte« Kamille etwa ist deshalb so gut verträglich, weil sie auch dämpfende Bitterstoffe enthält. Werden jedoch ihre ätherischen Öle extrahiert, können sie bei Überdosierung aggressive Kräfte entfalten. Was sollten Herzpatienten bei Nahrungsergänzungsmitteln beachten? Eine Studie, die vom US National Cancer Institute publiziert wurde, warnt Männer vor der Aufnahme großer Kalziummengen. Grundlage war die Langzeitauswertung einer Studie mit fast 400 000 Probanden aus den Jahren 1995 und 1996. Diejenigen, die täglich mehr als 1 Gramm Kalzium aus Nahrungsergänzungsmitteln schluckten, hatten ein 20 Prozent höheres Risiko, an einem Herzleiden zu sterben. Für Frauen galt das nicht. Eine Erklärung dafür gibt es noch nicht.

Viele Präparate versprechen, das Cholesterin zu senken, durch Extrakte von Knoblauch, Artischocken, Grüntee, Gelbwurz oder rotem Reis. Als pflanzliche Cholesterinsenker gelten auch gelbbildende Ballaststoffe wie Indischer Flohsamen, Guar oder Haferkleie und Phytosterole, die etwa Margarine zugesetzt sind. Auch Fischölkapseln mit mehrfach ungesättigten Omega-3-Fettsäuren werden zur Herzinfarktprävention angepriesen. Das Urteil der Arzneimittelkommission der Deutschen Ärzteschaft: »Für pflanzliche Sterole als Nahrungsergänzungsstoffe (Functional Food), Vitamine (!), Phytotherapeutika (z. B. Knoblauch- oder Artischockenpräparate) oder Omega-3-Fettsäuren fehlen sichere Belege zur Reduktion der kardiovaskulären Morbidität und Mortalität.«

Jeder muss wissen, dass auch pflanzliche Präparate Medikamente sind. Sie können genauso wie chemische Mittel das Gefühl bestärken, schon alles für das Gesundwerden zu tun. Dabei spielen die Umstellungen des Lebensstils eine viel wichtigere Rolle.

71

Wunderland Technik: Bypass, Klappen, Schrittmacher

Immer weniger Menschen sterben in Deutschland an einem Herzinfarkt. Gegenüber dem Jahr 2009 nennt der Deutsche Herzbericht 2013 einen Rückgang um 7,3 Prozent (2011). Während in den Bundesländern Bayern, Sachsen und Mecklenburg-Vorpommern unterdurchschnittlich viele Menschen einen tödlichen Infarkt erleiden, sind es in Niedersachsen, Hamburg, Sachsen-Anhalt und Saarland besonders viele. Die Erklärung liegt in anderen Lebensweisen, aber auch in einer unterschiedlich intensiven medizinischen Versorgung.

Die kardiologische Versorgung hat in Deutschland ein hervorragendes Niveau erreicht, so die Deutsche Gesellschaft für Kardiologie (DGK). Hat sie das? Es stimmt: Die Sterbeziffer bei den ischämischen Herzkrankheiten, also Herzinfarkt oder Angina Pectoris, ist in Deutschland in dem genannten Zeitraum gesunken – von 203,8 auf 162,8 pro 100 000 Einwohner. Das liegt sicher nicht nur daran, dass wir in Deutschland eines der besten notfallmedizinischen Versorgungssysteme der Welt haben, sondern auch an der verbesserten Medizintechnik, wie zum Beispiel den implantierbaren Defibrillatoren (siehe Seite 91–94), vor allem aber am Rückgang des Nikotinkonsums. Belastbare Daten zu diesen Erklärungen gibt es jedoch nicht. Der »Herzbericht« der Deutschen Herzstiftung, der alle zwei Jahre erscheint, versucht, solchen Fragestellungen auf den Grund zu gehen.

Parallel zum Rückgang der Infarkttoten ist im genannten Zeitraum die Sterbeziffer bei den Herzklappenkrankheiten von 9,8 auf 16,2 Prozent angestiegen, die bei Herzrhythmusstörungen von 20,5 auf 29,0 Prozent. Die Erklärung dafür liegt wohl weniger darin, dass bestimmte Leiden plötzlich einen Zuwachs von 50 Prozent haben, sondern darin, dass neue Diagnose- und Therapiemöglichkeiten auf diesen Gebieten auch zu Behandlungen führen – und dort wo früher zwei Infarkttote in der Statistik auftauchten, ist es heute vielleicht ein an Herzklappenkrankheit und ein an Herzrhythmusstörungen Verstorbener. Die Nachfrage folge »offenbar dem Angebot aufgrund des medizintechnischen Fortschritts auf dem Fuß«, vermutet Eckart Fleck, Direktor des Herzzentrums Berlin.

Ob diese Patienten auch gestorben wären, wenn sie sich keinem kardiologischen Eingriff unterzogen hätten? Wir wissen es nicht. Die Datenlage lässt keine generellen Aussagen zu. Es gibt aber sehr wohl Studien zu einzelnen Therapien, die Zweifel aufkommen lassen, ob die vielen Möglichkeiten der modernen Kardiologie immer richtig eingesetzt werden.

Stimmt die Indikation?

Technologien und Technik sind nicht für sich genommen gut oder schlecht: Es kommt darauf an, ob sie richtig angewendet werden. Sie müssen für den konkreten Patienten nützlich und heilsam sein. Ein mit der Methode vertrauter und in der Krankheit des Patienten erfahrener Arzt muss die Indikation stellen – er muss entscheiden, welches Heilverfahren nach Notwendigkeit, Sinnhaftigkeit und dem Abwägen von Vor- und Nachteilen angezeigt ist.

Technologien und Technik sind nicht für sich genommen gut oder schlecht: Es kommt darauf an, ob sie richtig angewendet werden.

Das ist nicht immer der Fall. Manchmal wird die Altersgruppe nach oben oder unten erweitert oder der Schweregrad der Krankheit nach unten korrigiert, um zumindest statistisch zu einem besseren Ergebnis zu kommen. Dann geht die Begeisterung der von einem Verfahren überzeugten Ärzte eine unheilvolle Koalition mit den Interessen der Medizintechnik-Industrie ein, die mehr verkaufen will. Ein Beispiel aus der Herzchirurgie: Zu Beginn der Ära der Herztransplantation wurden die Eingriffe ausschließlich an Patienten vorgenommen, die nur noch wenige Monate zu leben hatten. Damals war die Rate derjenigen, die mit dem Spenderherz nach fünf Jahren noch lebten, nicht allzu hoch. Sie lag bei rund 60 Prozent. Heute operiert man Patienten in einem besseren Gesundheitszustand, und die Erfolgsrate liegt bei über 80 Prozent. Die Operation findet dadurch auch mehr Zuspruch. Ob sie allerdings selbst besser geworden ist oder ob die Patienten einfach aufgrund ihrer besseren körperlichen Verfassung noch am Leben sind, lässt sich durch die Zahlen nicht belegen.

Wie groß der Einfluss der Industrie auf die Kardiologie ist, machte in den 90er-Jahren ein spektakulärer Skandal klar, der nach Ansicht vieler Medien im Ausmaß den Parteispendeskandalen glich: Der Medizinproduktehersteller Medtronic zahlte Boni, wenn die Kardiologen verschiedener Universitätskliniken Herzschrittmacher des Unternehmens verwendeten. Der Vorwurf, dass die Chefs sämtlicher deutscher Herzzentren zudem bestochen worden seien, überteuerte Herzklappen einzusetzen und als Dank dafür einen Teil des Profits auf ihre Konten zurückerstattet bekommen hätten, konnte mangels Beweisen nicht aufrechterhalten werden. Ein renommierter Kardiologe wurde allerdings 2011 verurteilt, weil er von der Firma Medtronic 163 000 Mark angenommen und in eine schwarze Kasse für seine Forschung gesteckt hatte. Solche Zuwendungen, verteidigte ihn sogar die Heidelberger Universität, seien an der Tagesordnung und auch notwendig, um die spärlichen Forschungsressourcen aufzubessern. Das führte bundesweit zu Debatten über die Unabhängigkeit der medizinischen Forschung. Sie hatte zumindest einen positiven Nebeneffekt: Die Hersteller von Herzklappen senkten 1994 ihre Preise um immerhin 30 Prozent.

Dabei ist doch offensichtlich: Wenn der Staat für die Erforschung eines Medikaments oder einer bestimmten Technologie Geld ausgeben würde, würden er beziehungsweise seine Bürger immer davon profitieren. Bei einem positiven Ausgang hätten sie den Vorteil einer besseren Behandlung, bei einem negativen Ausgang wären sie geschützt vor einer nutzlosen Therapie. Ein privatwirtschaftliches Unternehmen hingegen muss immer auf positiven Ausgang setzen, notfalls mit unlauteren Mitteln versuchen, den Misserfolg möglichst lange zu verschleiern oder zu verhindern. Das ist die Tragik bei einer industriedominierten Forschung.

Leider lässt sich eine Indikation – trotz Leitlinien der Fachgesellschaften – nicht nach dem Rezeptbuch stellen, zu viele individuelle Faktoren spielen dabei eine Rolle. Deshalb kann sie auch der Patient nur schwer beurteilen. Dabei ist die korrekte Indikationsstellung mindestens ebenso wichtig für Erfolg oder einen möglichen Misserfolg eines Eingriffs wie das handwerkliche Können des Arztes, seine Erfahrung und die technische Qualität der angewandten Produkte und Materialien.

So entsteht Arteriosklerose

Was ist das eigentlich, das im Volksmund »Adernverkalkung« genannt wird? Der Begriff ist ungenau, denn nicht alle Adern verengen sich: Die Venen, die das Blut aus der Peripherie zurück zum Herzen leiten, sind davon nicht betroffen. Mit Kalk hat diese chronische Krankheit aber sehr wohl etwas zu tun, denn die Gefäßwände der Arterien lagern Kalzium ein und verlieren dabei ihre Elastizität. Die Ursache dafür sind vermutlich entzündliche Vorgänge, deren Ursprünge noch nicht ganz geklärt sind. Negativ wirkt sich jedenfalls der Anteil am Cholesterin aus, der LDL (low-density

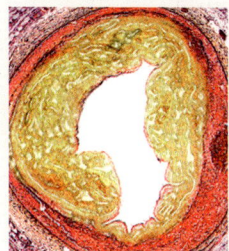

Die Einlagerung von Fett und Bindege- webe an der Ge- fäßwand führt zur Gefäßverengung. Kalk versteift die Gefäßwand und ver- stärkt den Effekt.

lipoprotein) genannt wird. Dieses »böse« Blut- fett lagert sich aufgrund seiner molekularen Struktur in die Innenwände der Arterien ein. Als Abwehrreaktion wandern weiße Blutkör- perchen in die Gefäßwand ein und nehmen so viel LDL wie möglich auf. Wenn ihre Fracht nicht schnell genug abgebaut wird, schwellen sie zu sogenannten Schaumzellen an und bil- den eine gelatinöse Fettschicht (fatty streaks). Das ruft weitere Immunzellen auf den Plan, die als Botenstoff entzündungsfördernde Stoffe freisetzen, was den Negativkreislauf weiter antreibt. Die ursprünglich positive Immun- reaktion kehrt sich ins Gegenteil um. Nach jüngsten Theorien ist die Arteriosklerose also eine Autoimmunkrankheit mit einigen Unbe- kannten in der Gleichung. Denn das Lebensal- ter spielt dabei eine noch nicht verstandene Rolle. Arteriosklerose tritt bei Mäusen und Menschen erst in späteren Lebensjahren auf, bei Frauen im Schnitt fünf Jahre später.

Der Patient als Partner

Und noch etwas ist enorm wichtig: Nur wenn der Patient sorgfäl- tig, ehrlich und verständlich über das Verfahren, seine Notwen- digkeit, auch seine Nachteile und potenziellen Folgen aufgeklärt wurde, wird er es voll akzeptieren, gut mitarbeiten und notfalls auch für den Erfolg kämpfen. Hier ist nicht der Spezialist mit seinen handwerklichen Fähigkeiten, sondern der Arzt mit seiner Haltung und Menschenkenntnis gefragt.

Auch der Patient ist gefordert. Seine Aufgabe ist es, sich dem Arzt zu öffnen und alle Fragen zu stellen, die ihn bedrücken. Die schlechteste Prognose haben Patienten, die »keine Angst« haben. Wer die verständliche Angst zum Beispiel vor einer großen Operation verdrängt und nicht äußert, dem kann auch nicht geholfen werden. Erst nach dem Eingriff bricht dann die Angst ungebremst aus, oft in Form akuter psychischer Veränderungen. Auch wenn so ein postoperatives Delir, das »Durchgangssyndrom«, meist nur wenige Tage anhält, wirkt es auf Patient und Angehörige sehr bedrohlich. Außerdem komplizieren die dann fehlende Einsicht und Mitarbeit die Pflege und den Heilungsprozess.

Nun möchte ich Ihnen die wichtigsten kardiologischen Eingriffe mit ihrem Für und Wider vorstellen. Ein Basisverständnis macht Sie zwar noch längst nicht zum Arzt. Aber es ermöglicht Ihnen vielleicht, dem behandelnden Arzt die richtigen Fragen zu stellen. Denn die Unsicherheit über falsche oder fragwürdige Indikationen sind der Hauptgrund, warum Patienten zu mir zum Cardioconsulting kommen.

Herzkatheter – nur im Notfall sinnvoll

»Sondieren, was die Adern halten«, titelte einmal die ZEIT und fiel damit in ein Konzert öffentlicher Kritik an der hohen Zahl von Kathetereingriffen in Deutschland ein: Auch wenn im Jahr 2011 diagnostische und therapeutische Herzkatheter erstmals leicht rückläufig (–3,6 bzw. –3,1 Prozent) waren, ist die Zahl mit 870 282 beziehungsweise 328 654 in Deutschland gegenüber vergleichbaren Ländern wie zum Beispiel Österreich oder der Schweiz wesentlich höher. Ist diese Kritik also berechtigt? Waren diese Einfgriffe notwendig und hilfreich?

Das Schlimmste für den Patienten ist die Angst vor dem Eingriff. Dabei sind schwerwiegende Komplikationen selten.

Dazu wollen wir die Indikationen und die tatsächliche Praxis der Koronarinterventionen (percutaneous coronary intervention, PCI) einmal genauer betrachten.

Zunächst einmal: Das Schlimmste für den Patienten ist die Angst vor dem Eingriff. Dabei sind schwerwiegende Komplikationen selten – wenn der Eingriff geplant und nicht im Notfall, also im akuten Stadium eines Herzinfarkts, durchgeführt wird. Die Komplikationen liegen unter 1 Prozent bei der diagnostischen, um 2 Prozent bei der therapeutischen Untersuchung. Dazu zählen dann Blutungen, Gefäßverschlüsse sowie embolische Infarkte an Herz und Gehirn. Bei entsprechender Vorbehandlung sind selbst bei Nierenvorgeschädigten bleibende Schäden der Nierenfunktion durch das Kontrastmittel extrem selten. Echte Kontrastmittelallergien müssen vor dem Eingriff ausgeschlossen werden. Die Strahlenbelastung liegt mit 4 Millisievert etwa beim Doppelten der jährlich aufgenommenen natürlichen Strahlenmenge. Das sind zumindest die Zahlen, die aus Studien und den von Kardiologen in den Qualitätsicherungserhebungen selbst angegebenen Daten zu entnehmen sind.

Mit Druck ins Gefäß

Was ist eine PCI genau? Wird eine Engstelle (Stenose) gefunden, wird der in die Arterie eingeführte Katheter gegen einen mit größerem Innendurchmesser ausgetauscht. Über einen feinen, flexiblen Spiraldraht wird dann ein Ballonkatheter, möglichst immer mit einer Gefäßprothese (Stent), bis in die Stenose vorgeschoben. Der Ballon wird dann unter Drücken von 6 bis 10 bar (ein Autoreifen hat 2 bar!) mit verdünntem Kontrastmittel gefüllt und entfaltet dadurch das Maschengitter des metallischen Stents, das von nun an das Gefäß offen halten soll. Bei schweren Verkalkungen sind auch Drücke bis 20 bar möglich und nötig (siehe Kasten Seite 79).

Alle Materialien außer dem Stent werden entfernt. Das Zugangsgefäß dann wird minutenlang durch Druck oder einen kleinen Pfropfen aus Gerinnungssubstanz verschlossen. Bei der Untersuchung vom Arm aus kann der Patient sofort aufstehen, bei der klassischen Methode von der Leiste aus muss er unter einem Kompressionsverband der Leiste mehrere Stunden Bettruhe einhalten (siehe auch Kasten Seite 49). Während der Untersuchung erhält der Patient gerinnungshemmendes Heparin, das danach durch Tabletten, welche die Verklumpung des Blutes hemmen, ersetzt wird (Thrombozytenaggregationshemmer, z. B. Acetylsalicylsäure und Clopidogrel).

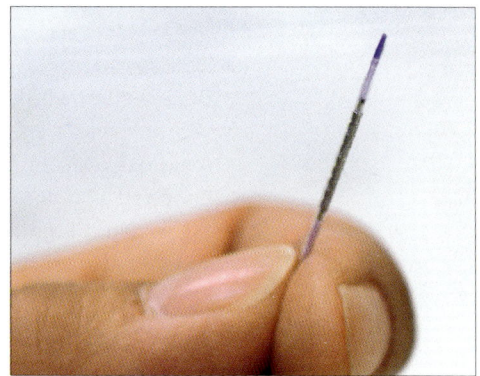

Ein Stent ist so klein, dass er über einen Katheter an die Engstelle eines Gefäßes geführt werden kann.

Trügerische Zahlenspiele

Anfangs schien die PCI noch ein idealer Ausweg aus einem Dilemma: Als nämlich die Bypassoperation noch die einzige Möglichkeit war, eine schmerzhafte und gefährliche Gefäßverengung im Kranzgefäß zu beheben, war klar: Wenn nur eines der drei Koronargefäße betroffen war, rechtfertigte der Gewinn durch eine Operation das gleichzeitige Risiko dadurch nicht. Ein Bypass war dann nur angebracht, wenn Schmerzfreiheit durch Medikamente allein nicht erreichbar war.

Als dann aber 1976 die Ballonerweiterung (PCI) minimalinvasiv möglich wurde, begannen die Kardiologen, auch diese sogenannten Eingefäßerkrankungen zu behandeln, auch wenn bereits Beschwerdefreiheit mit Medikamenten erreicht worden war. Konnte man dies noch als Erprobungsphase entschuldigen, setzten sich in den folgenden Jahren die Ungereimtheiten fort.

Ein Teil der geweiteten Gefäße verengt sich innerhalb der ersten sechs Monate wieder. Der hohe Druck löst eine verletzungsbedingte Entzündung und zelluläre Wiederherstellungsversuche aus, die manchmal überschießend sind und eine Wiederverengung des Gefäßes, eine Restenose, auslösen. In vielen Veröffentlichungen wurde diese Rate zunächst mit rund 10 Prozent angegeben. Dann wurden in den frühen 1990er-Jahren die ersten Gefäßprothesen, die Stents, von der US-Behörde Food and Drug Administration (FDA) zugelassen. Und plötzlich verdoppelte sich die Rezidivrate: Mit der guten alten Ballonerweiterung, so hieß es in mehreren Publikationen, läge sie bei 21 Prozent. Wer aber einen Stent setze, riskiere nur bei 10 Prozent der therapierten Gefäße einen Rückfall.

Schließlich, als im Jahr 2002 in Deutschland medikamentös beschichtete Stents auf den Markt kamen, die durch ihre Wirkstoffe eine Wiederverengung des Gefäßes verhindern sollten, erhöhten sich die Versagerquoten für die alte Technologie erneut auf magische Weise: Während die (teuren) DES-Stens (drug eluting stents) nach neuen Studien nur in 10 bis 14 Prozent aller Fälle nicht zum Erfolg führten, wiesen die klassischen Stents, die inzwischen drastisch im Preis gesunken waren, plötzlich nicht mehr Rezidivraten von 10 Prozent, wie früher, sondern von 20 bis 23 Prozent auf.

Wie wird ein Stent eingesetzt?

Zugangsweg ist meist die Oberschenkelarterie im Leistenbereich oder – seltener – die Speichenarterie am Handgelenk. Unter örtlicher Betäubung wird eine sogenannte Schleuse eingelegt, ein Plastikschlauch von der Länge und Dicke etwa einer klassischen Kugelschreibermine. Der für das rechte und linke Herzkranzgefäß am Ende unterschiedlich geformte Katheter wird über die Schleuse bis zum jeweiligen Herzkranzgefäß geschoben.

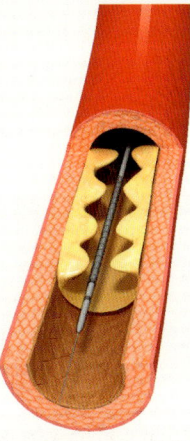 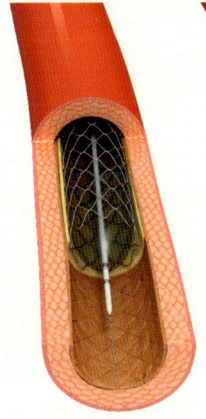 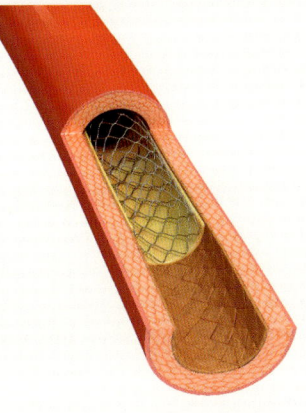

1 *Zur Beseitigung einer Engstelle (Stenose) wird ein feiner, flexibler Spiraldraht bis über die Stenose vorgeschoben, darüber der zusammengefaltete Ballonkatheter mit Stent.*

2 *Der Ballon wird dann unter hohem Druck mit Flüssigkeit gefüllt und entfaltet dadurch das Maschengitter des metallischen Stents. Die Stenose wird beseitigt, das Gefäß gestützt.*

3 *Der Katheter wird gezogen – der Stent bleibt liegen. Das Zugangsgefäß wird durch Druck oder einen kleinen Pfropfen mit einer Gerinnungssubstanz verschlossen.*

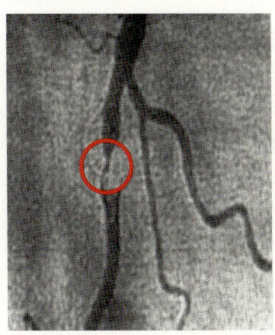

< Auf der Koronarangiografie links deutlich zu sehen: Der Blutfluss im Gefäß ist durch eine Engstelle unterbrochen.

Das rechte Bild zeigt dasselbe Gefäß, nachdem ein Stent eingesetzt wurde. >

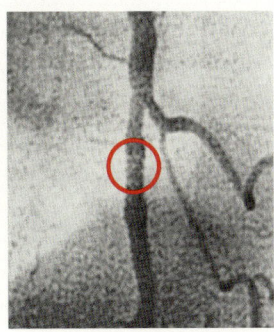

Fraglicher Fortschritt

In diesen Jahren sahen viele Kardiologen auf großen internationalen Kongressen Herzkatheteruntersuchungen und Ballonerweiterungen auf Großleinwänden zu, die live aus aller Welt eingespielt wurden. Es kursierten viele spöttische Witze über die Menge der dort augenfälligen Komplikationen, die so gar nicht zu den veröffentlichten Ergebnissen der großen Studien passten. Und das, obwohl die Besten ihres Fachs ihr Können darboten. Jeder kritische Kardiologe hatte das sichere Gefühl, dass auch wissenschaftlichen Publikationen nicht zu trauen war, aber darüber sah man wie über ein Kavaliersdelikt hinweg.

Ganz schnell wurden in den Herzkatheterlabors in aller Welt immer mehr Indikationen für die – damals viermal so teuren – beschichteten Stents gestellt. Dabei zeigte die Mehrheit der Studien, dass nur wenige Patienten von der neuen Technologie wirklich profitierten – nämlich die mit Veränderungen in kleinen Gefäßen unter 2,5 Millimeter Durchmesser und mit besonders langen Verengungen. Diese Ausweitung von Indikationen ist ein typischer Vorgang in der gesamten modernen Medizin. Wie hatte doch George Bernard Shaw (1856–1950) das so treffend wie sarkastisch formuliert: »Wissenschaft liegt immer falsch, sie löst nie ein Problem, ohne zehn weitere zu erschaffen.«

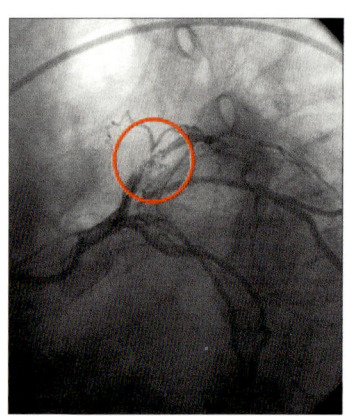

Bildet sich ein Blutgerinnsel am Stent, kann das zu einer Thrombose führen.

Bald stellte sich heraus, dass die beschichteten Stents auch gravierende Nachteile hatten. Sie beinhalten nämlich Medikamente, die die Zellteilung stören, um eine Zellwucherung in der Gefäßwand und damit die Wiedereinengung zu hemmen. Das bedeutet aber auch, dass die Wundheilung der gereizten Gefäßwand und die vom Körper in Gang gesetzte Beschichtung der Innenwand des Stents mit einer neuen Haut verzögert wird. Dadurch wächst die Gefahr, dass sich Blutgerinnsel an dem offen liegenden Metall bilden. Das kann zu einer Thrombose am Stent führen (siehe Bild links). Um das zu verhindern, müssen die Patienten ein Jahr lang Medikamente nehmen (z. B. ASS, Clopidogrel, Prasugrel), welche die Blutgerinnung herabsetzen. Das wiederum erzeugt Risiken der erhöhten Blutungsneigung, zum Beispiel bei notwendigen Operationen oder Unfällen.

Ein Abweichen von der geprüften Indikation (kleine Gefäße und lange betroffene Abschnitte) ist also verbunden mit höheren Risiken einer Stent-Thrombose, Myokardinfarkt und Tod, warnte die amerikanische Aufsichtsbehörde FDA. Das Neueste und Teuerste ist nicht immer für jeden das Beste. Allen Patienten, die Marcumar® einnehmen müssen – Kunstklappenträger, Patienten nach Lungenembolie, Patienten mit Vorhofflimmern – sollten statt der beschichteten Stents (DES) einfache Stents (BMS) empfohlen werden. Ebenfalls Patienten, bei denen trotz guter Aufklärung eine zuverlässige Einnahme der gerinnungshemmenden Medikamente nicht garantiert ist. Denn ihnen droht ein akuter Stentverschluss, ein Herzinfarkt. Auch Patienten, die eine geplante Operation vor sich haben, sind von einer DES-Implantation auszunehmen.

Nicht bei Angina Pectoris

Hat ein akuter Infarkt stattgefunden, sind Katheter und Stent ganz eindeutig die beste Möglichkeit, um schnellstens die Durchblutung des Herzmuskels wieder herzustellen. Sie verbessern die Überlebenschancen und reduzieren bleibende Schäden am Herzen. Ganz anders stellt sich die Situation bei der stabilen Angina Pectoris dar. Stabil heißt, die Angina Pectoris tritt immer mehr oder weniger gleich stark und bei identischer körperlicher Belastung auf. Auch hier wird in Deutschland immer noch fast jedem Patienten geraten, sich umgehend koronarangiografieren zu lassen, um die verursachende Stenose schnell zu beseitigen. Dies entspricht aber keineswegs den internationalen Leitlinien. Diese besagen, dass, solange die Angina Pectoris nicht instabil wird – d. h., plötzlich vermehrt, stärker und schon bei geringeren Belastungen auftritt –, Medikamente sinnvoller sind als ein Herzkatheter, selbst wenn mehrere der drei Herzkranzgefäße Arteriosklerose aufweisen.

Das bestätigte 2007 erneut eine Datenerhebung an 2287 Patienten in den USA (COURAGE-Studie). Alle Teilnehmer erhielten

Hat ein akuter Infarkt stattgefunden, sind Katheter und Stent eindeutig die beste Möglichkeit, um schnellstens die Durchblutung des Herzmuskels wieder herzustellen.

❗ So entsteht ein Herzinfarkt

Wenn ein Teil des Herzmuskels nicht mehr ausreichend mit Blut versorgt wird, sterben seine Zellen unwiderruflich ab. Die Leistung des Muskels verringert sich. Die Ursache dafür können ein Gefäßverschluss, eine Reduzierung der Blutzufuhr (Ischämie) oder der Einriss in einem Gefäß sein. Je nach dem Ort des Geschehens hat das unterschiedliche Auswirkungen.

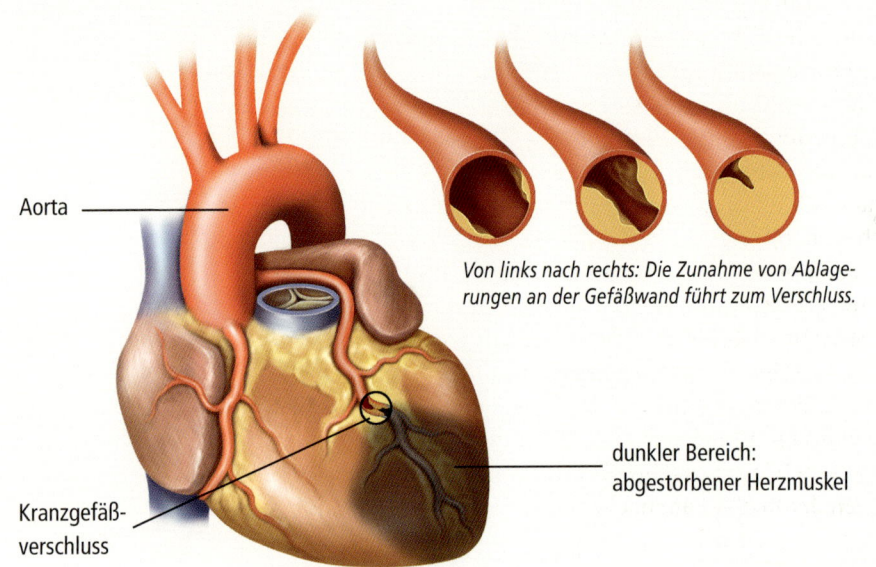

Aorta

Von links nach rechts: Die Zunahme von Ablagerungen an der Gefäßwand führt zum Verschluss.

dunkler Bereich:
abgestorbener Herzmuskel

Kranzgefäß-
verschluss

eine optimale medikamentöse Therapie. Bei der einen Hälfte wurde zusätzlich eine Gefäßerweiterung mittels Katheter vorgenommen. Das Ergebnis war ernüchternd: Nach rund fünf Jahren zeigte sich keinerlei Unterschied zwischen den beiden Gruppen, was Sterblichkeit, Herzinfarkt, Schlaganfall oder Krankenhausaufenthalt wegen akuter Herzbeschwerden oder Infarkt anging.

Ein Drittel der allein mit Medikamenten behandelten Patienten musste sich im weiteren Verlauf wegen hartnäckiger und behandlungsresistenter Angina Pectoris zwar einen Stent setzen lassen oder sich einer Bypassoperation unterziehen. Aber auch in der Gruppe der bereits gestenteten Patienten benötigten über 20 Prozent erneut einen Eingriff. Der Unterschied war also nicht erheblich. Eine aktuelle Analyse dieser Daten zeigte zudem, dass die Strategie des Wartens und Beobachtens mindestens genauso viel bringt wie ein Kathetereingriff. Nur einem von acht medikamentös behandelten Patienten musste im ersten Jahr nach Beginn der Studie ein Stent gesetzt werden. Diese Betroffenen hatten aber trotz der Zeitverzögerung kein höheres Risiko, einen Herzinfarkt zu erleiden oder zu sterben.

Ein kritischer Bericht des Wissenschaftlichen Instituts der Allgemeinen Ortskrankenkassen (WIdO) aus dem Jahr 2013 macht außerdem deutlich, dass die Qualität der minimalinvasiven Eingriffe von Klinik zu Klinik stark variiert. Bei jedem sechsten therapeutischen Herzkatheter kam es zu einer Komplikation, oder ein Folgeeingriff wurde notwendig. 7,2 Prozent der Patienten erlitten eine Gefäßverletzung, Blutung oder einen Nierenschaden. 0,7 Prozent der Patienten verstarben nach weniger als einem Monat. Jeder Zehnte musste sich innerhalb von drei Monaten erneut einer Katheterbehandlung unterziehen.

»Wes Brot ich ess, des Lied ich sing!« mag mancher denken bei diesen Zahlen der Krankenkasse. Diese zahlen schließlich für die teuren Untersuchungen und Therapien. Gleiches gilt natürlich auch für die 1 bis 2 Prozent, die Kardiologen als Komplikationsrate angeben. Wahrscheinlich kommen Werte irgendwo dazwischen der Realität am nächsten.

Wozu also Herzkatheter?

Herzkatheter sind ein Segen, wenn es um akute Lebensrettung geht, aber ohne große Relevanz, wenn es um die Prävention von Herzinfarkten geht.

Herzkatheter sind also ein Segen, wenn es um akute Lebensrettung geht, aber ohne große Relevanz, wenn es um die Prävention von Herzinfarkten geht. Warum aber werden dann in Deutschland dreieinhalbmal mehr dieser Eingriffe vorgenommen als im OECD-Durchschnitt? Solange eine plausible Erklärung dafür aussteht, ist es wenig verwunderlich, dass Krankenkassen und Medien dafür ein Gesundheitssystem attackieren, das solche Eingriffe offensichtlich zu wenig kontrolliert und zu großzügig honoriert. Eine gesetzlich vorgeschriebene Qualitätssicherung, die diesen Namen verdient, muss nicht nur die handwerkliche Qualität dieser Eingriffe, sondern auch die Einhaltung evidenzbasierter Indikationen strenger überwachen.

Mein Weg zum Patientenberater

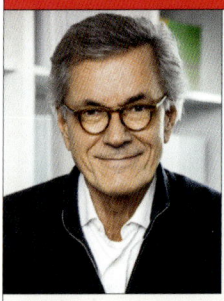

Geht man ins Internet, um sich über kardiologische Diagnostik zu informieren, über Koronarangiografie, CT oder MRT, findet man mehr Werbung als Information. Da jubeln Kliniken und Arztpraxen über ihre neuesten Apparaturen, über größere Schnelligkeit, abnehmende Strahlenbelastung oder die Verdoppelung oder Vervielfachung von CT-Schichten. Es scheint, als habe die Technik den Ärzten Flügel wachsen lassen, mit denen sie wie Batman die Welt von Krankheit befreien werden.

Demgegenüber steht ein nicht nur von Patienten, sondern auch vielen Ärzten immer stärker artikuliertes Unbehagen an einem seelenlosen industrialisierten Medizinbetrieb, der an den Bedürfnissen der Kranken nach Zuwendung und kritischer Aufklärung über das Sinnvolle und nicht das Machbare vorbeigeht. Sie wollen gehört, verstanden und geheilt werden, wo notwendig, mit Technik, aber auch mit Herz.

Oberstes Ziel: das Wohl der Patienten

Wer macht die zu vielen Herzkatheter, wer setzt CTs und MRTs, die für wenige sehr wertvoll sind, bei so vielen ein und wirbt lautstark dafür? Es sind Ärzte! Sind sie nun Täter oder Opfer einer unaufhaltsam scheinenden Entwicklung?

Um diese Fragen zu beantworten, ohne mit dem Finger auf andere zu zeigen, scheint es mir angemessener, mich selber kritisch mit meiner Karriere auseinanderzusetzen. Als junger Arzt mit großem Interesse für die seelischen Ursachen von Krankheit und kritischem Blick auf alles und jeden, der mit Medizin nur »Geld machen« wollte, dachte ich, gut gewappnet die Spreu vom Weizen trennen zu können, mich nicht von falschen Versprechungen vereinnahmen zu lassen. Das »nil nocere« meines Eides ernst zu nehmen, also dem Patienten zuallererst nicht zu schaden. Als Krankenhausarzt ohne eigene Praxis und mit festem Gehalt war ich mir sicher, mein eigenes Wohl nicht vor das meiner Patienten zu stellen.

Die Macht der subtilen Verführung

Dabei habe ich mich, wie ich heute weiß, über- und die Macht des »Marktes«, der Gesundheitsindustrie, unterschätzt: Die Faszination einer immer perfekter gewordenen Herzkatheter-Technologie mit immer präziseren Bildern und einer Fülle an ausgeklügeltem Kathetermaterial für jede denkbare Situation. Das beeindruckende Zusammenwachsen einer internationalen Kardiologen-Elite, die sich in San Francisco oder Paris auf einem Kongress versammelt und live auf Riesenleinwänden die erstaunlichsten Katheterinterventionen aus Frankfurt, Rom oder Madrid verfolgt und diskutiert. Die Annehmlichkeiten, die einem eine großzügige Pharma- und Geräteindustrie verschafft, die solche Kongressreisen perfekt organisiert und finanziert. Es fasziniert und verführt. Es ist schwer, sich davor zu schützen.

Ich habe mir nie Vergnügungsreisen bezahlen lassen. Richtschnur meines Handelns waren immer die Qualität eines Kongresses und die sinnvolle und seriöse Fragestellung einer Studie, an der ich teilnahm. Auch habe ich mich beim Einkauf von Kathetermaterial nie davon leiten lassen, ob der betroffene Hersteller mir eine Kongressreise gesponsert hatte. Aber man kann sich nicht waschen lassen, ohne nass zu werden. Die Macht der subtilen Verführung habe ich zu spät durchschaut.

Natürlich finanziert eine Katheter- oder Stentfirma keine Kongresse über Psychokardiologie oder Themen, was der Patient tun kann, um gesund zu bleiben. Alle wichtigen internationalen Kongresse und Studien sind von der Industrie gesponsert. Sie bestimmt die Themen, worüber und wie geforscht und was veröffentlicht werden darf. Dabei ist das System so stabil und subtil, dass auch kritische Stimmen zugelassen werden. Ich kenne allein vier prominente Kardiologen, die heute die stromlinienförmig ausgerichtete Techno-Kardiologie prägen, die mich in ihren frühen Jahren durch ihre unbekümmerten und kritischen Beiträge begeistert haben. Sie wurden gehört und so lange umarmt, bis sie verstummten oder mitmachten.

Standhafte Vorbilder

Attilo Maseri war einer, der standhaft geblieben ist. Der italienische Kardiologe reiste schon in den 1980er-Jahren von Kongress zu Kongress mit einem Herzkatheterfilm, der zeigte, dass es – auch ohne Verengung eines Kranzgefäßes – durch einen Gefäßkrampf (Spasmus) zu einem Herzinfarkt kommen kann. Er hatte Hunderte

Sektionen von Infarktpatienten gesehen und kleinere Arbeiten gesichtet, die die gängige Annahme, dass nur ein Gefäßverschluss zum Infarkt führt, widerlegten. Er wurde belächelt und nicht ernst genommen. Heute wissen wir durch seine Forschungen, dass es nicht nur die hochgradigen Engstellen in den Kranzgefäßen sind, sondern die Verfettungen und Verkalkungen in der Gefäßwand, die den Patienten gefährden. Die beeindruckenden Bilder der Koronarangiografie zeigen zwar den Innenraum der Gefäße immer präziser, aber eben nicht die Gefäßwand, wo die Krankheit schlummert.

Zahlen bestimmen den Alltag

Warum werden diese Fakten so lange übersehen oder kleingeredet? Die wirtschaftlichen Interessen der Industrie und der Kardiologen waren auf steigende, nicht fallende Katheterzahlen ausgerichtet. Erst als die Koronarangiografie, Ballondilatation und das Einsetzen von Stents auf Patienten mit akutem Koronarsyndrom und Herzinfarkten ausgeweitet wurde und nachweislich erfolgreich war, wurde der Blick frei für die fragwürdigen Ergebnisse der Vergangenheit. Erst als man sicher war, dass allein durch die Akuterkrankungen genügend »Nachschub« da war, setzte sich eine kritische Haltung gegenüber der Praxis durch, jeden Patienten mit Angina Pectoris zu katheterisieren. Die Zahlen bei diesen Patienten stagnierten oder begannen zu sinken. Die Gesamtzahl der Kathetereingriffe nicht.

Wer als junger Arzt wie ich in diesen Strudel von immer eindrucksvollerer Technik und einer

> Mein Weg zum Patientenberater

schwer zu entwirrenden Mischung aus wissenschaftlichen Erkenntnissen und Marketing eintaucht, ein Herzkatheterlabor aufbauen und mit der Technik schritthalten muss, der hat wenig Zeit und den Kopf allenfalls dafür frei, Fehlentwicklungen zu erahnen. Sie zu bekämpfen und sich auch wissenschaftlich mit ihnen auseinanderzusetzen ist eine Herkulesaufgabe, die viele praktisch tätigen Kardiologen überfordert.

Das Konkurrenz- und Wettbewerbsdenken der Wirtschaft ist tief in die Medizin eingedrungen. Kaum jemand fragte, ob 3000 Herzkatheter im Jahr in einer kardiologischen Praxis in Frankfurt wirklich notwendig waren. Aber wenn der eigene Geschäftsführer der Klinik fragt: »Warum machst du nur 1200 in einer Klinik der Maximalversorgung?«, wenn niedergelassene Ärzte oder manchmal sogar die Patienten fragen, warum sie in ebendieser Praxis kathetert wurden, obwohl ich sie doch nach Hause geschickt hatte, dann ist es nicht leicht, diesem Druck standzuhalten. Machen wird belohnt, nicht abwägen und zuwarten.

Positiver Schritt zu mehr Transparenz

Ich glaube, dass meine Entwicklung und meine Sicht auf die ärztliche Verführbarkeit durchaus zu verallgemeinern sind. Bei leitenden und einflussreichen Kardiologen kommt sicher das Geld noch dazu, dass denen von der Industrie reichlich zufließt, die verkaufen helfen, indem sie die Grenzen zwischen Forschung, wissenschaftlichen Vorträgen und Marketing nicht einhalten oder bewusst verwischen. Der amerikanische »Physician Payments Sunshine Act« wird ab September 2014 alle Firmen verpflichten, diese erheblichen Zuwendungen (von 2009 bis 2012 knapp 2 Milliarden Dollar) und die Namen der Empfänger öffentlich zu machen. Ein guter Schritt für alle Ärzte, die nichts zu verbergen haben, und vor allem für die Patienten.

Die Freiheit als Berater

Wie selbstverständlich auch bei uns diese Praktiken sind, zeigt ein Witz, der unter jungen Kollegen während eines Kongresses die Runde machte. Im Mittelpunkt stand ein sehr einflussreicher Kardiologe, der viel über Adalat® (Nifedipin) geforscht und zur Verbreitung dieses Medikaments bei der koronaren Herzkrankheit beigetragen hatte. Erst als sehr kritische Nebenwirkungen öffentlich wurden, verschwand das Präparat aus der kardiologischen Verschreibungspraxis. Der Witz ging so: Wisst ihr womit Professor L. seinen Porsche betankt? Mit Adalat®! Über die Reaktion der Kollegen habe ich mir einige Gedanken gemacht. Alle lachten, einige grinsten. War es Neid, achselzuckende Akzeptanz der Normalität oder eher Resignation? Empörung war es sicher am wenigsten.

Der Ausstieg aus diesem System ist wie eine Befreiung. Endlich ohne Einflussnahme so vieler Akteure und mit viel Zeit zuzuhören, stelle ich in meinen Beratungen erstaunt fest: Es ist immer noch schwierig, den Dschungel aus wissenschaftlich seriösen Daten und Marketing zu lichten. Viel schwerer, als eine Herzkatheteruntersuchung zu machen oder einen Stent einzusetzen. Aber ich würde nicht mehr tauschen wollen.

Herzklappenersatz

Bis um die Jahrtausendwende bedeutete eine Operation an der Herzklappe einen riesigen Eingriff: Der Brustkorb musste eröffnet und der Kreislauf auf eine Herz-Lungen-Maschine umgeleitet werden, um eine fehlerhaft arbeitende Herzklappe ersetzen zu können. Das kann durch Entzündungen, Alterungsdegeneration, Verkalkungen oder Geburtsfehler notwendig werden. Auch Erweiterungen der Herzkammern, etwa nach großen Herzinfarkten, können das Klappengewebe überfordern. Herzklappen sind dann verengt oder schließen nicht mehr richtig. Sie werden durch mechanische oder biologische Klappen ersetzt.

Aortenklappenersatz

Seit 2002 kann die Hauptschlagaderklappe (Aortenklappe, siehe Seite 42) minimalinvasiv, also per Katheter, über eine Leistenarterie (transvaskulär) oder einen kleinen Schnitt über der Herzspitze (transapikal) ersetzt werden. Dabei kann auf den Einsatz einer Herz-Lungen-Maschine verzichtet werden.

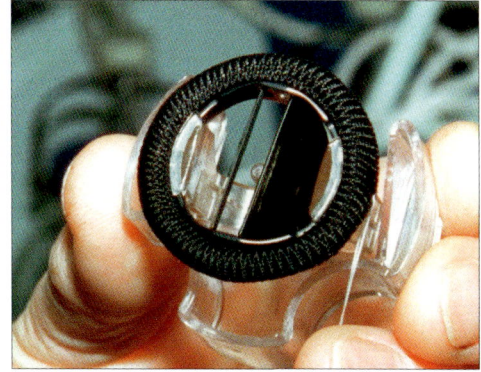

Zum Einsetzen eines mechanischen (Bild) oder biologischen Klappenersatzes ist eine größere Operation nötig.

Bei der sogenannten transluminalen perkutanen Aortenklappenimplantation (TAVI) wird auf einem Ballonkatheter eine in einem Metallgitter (Stent) zusammengefaltet montierte Herzklappe in die linke Herzkammer geführt. Wenn er die defekte Klappe passiert hat, wird die alte Klappe an die Wand gedrückt und die neue entfaltet und vom Stent in Position gehalten.

2011 wurden von fast 14 000 herzklappenkranken Patienten in Deutschland fast 4000 Patienten bereits auf diese Weise minimalinvasiv operiert. Von den am offenen Herzen operierten Patienten starben im Krankenhaus 2,2 Prozent, von den minimalinvasiv operierten mehr, nämlich 5,5 Prozent (transvaskulär) beziehungsweise 7,8 Prozent (transapikal). Nach einem Jahr waren 85 Prozent aller Patienten noch am Leben. Um diese Ergebnisse richtig einzuordnen, muss man wissen, dass der minimalinvasive Eingriff nur indiziert ist, wenn Patienten zu alt oder zu schwer erkrankt sind, um eine große Operation mit Herz-Lungen-Maschine zu überstehen. Die Gruppe von Patienten der mit TAVI Behandelten war also deutlich älter und beschwerdereicher als die am offenen Herzen operierte. Vergleicht man Gruppen gleich schwer erkrankter Patienten, dann war bei denen mit dem höchsten Risiko der Erfolg bei den TAVI-Patienten mindestens gleich hoch wie bei den konventionell operierten.

Bei strenger Indikationsstellung, das heißt, wenn wirklich nur Patienten behandelt werden, die sonst inoperabel wären, ist der minimalinvasive Aortenklappenersatz ein echter Fortschritt. Die Verdoppelung der Eingriffe innerhalb nur eines Jahres (2012: 9341) lässt allerdings vermuten, dass auch hier bereits die Indikation aufgeweicht wird, ein Drittel der Patienten waren entgegen den Empfehlungen unter 75 Jahren. Da damit auch ein beträchtlicher Gewinn für die Hersteller der Klappen zu erwarten ist, gilt es, die weitere klinische Praxis und die Ergebnisse der Forschung – die praktisch ausschließlich von diesen Firmen bezahlt wird – besonders kritisch zu prüfen.

Mitralklappenersatz

Bei der Erkrankung der Mitralklappe (siehe Kasten Seite 42) gibt es zwei Neuerungen, die bemerkenswert sind. Der konventionelle Ersatz durch eine mechanische oder biologische, also tierische Klappe wird durch verbesserte Operationstechniken zunehmend verdrängt von der plastischen Rekonstruktion der defekten Klappe. Die Klappe wird während des Eingriffs gestrafft oder geweitet und so in die richtige Position gebracht. In erfahrenen Operationszentren wird diese Technik heute in über 70 Prozent der Fälle angewendet. Der Vorteil liegt darin, dass kaum Fremdmaterial in den Körper eingebracht werden muss (manchmal werden stützende Kunststoffringe verwendet), auch der längerfristig mögliche Verzicht auf gerinnungshemmende Medikamente (bei Patienten mit regelmäßigem Herzschlag) ist ein großer Gewinn.

Die zweite neuere Entwicklung ist ein im Verhältnis zum klassischen Eingriff kleinerer minimalinvasiver Zugangsweg, nämlich ein nur noch circa 6 Zentimeter langer Schnitt an der rechten Brustseite. Er ermöglicht einen schnelleren und komplikationsärmeren Heilungsverlauf.

2009 waren in Deutschland 34 Prozent der Mitralklappen-Eingriffe minimalinvasiv, in ausgesuchten Zentren bereits 80 Prozent. Die Sterblichkeit konnte damit von 2 Prozent bei der konventionellen Operation auf 1 Prozent gesenkt werden.

Aber minimalinvasiv muss nicht immer besser sein. Bei ischämisch ausgelöster Mitralinsuffizienz, also wenn zum Beispiel eine durch einen Infarkt vergrößerte linke Herzkammer zur Schlussunfähigkeit der Klappe geführt hat, ist die beste Wahl des operativen Verfahrens noch offen. Eine 2013 veröffentlichte Studie des Cardiothoracic Surgical Trial Network zeigt ein Jahr nach der Rekonstruktion der Klappe häufiger erneute erhebliche Schlussunfähigkeiten als nach Klappenersatz. Die Sterblichkeit war jedoch statistisch nicht verschieden.

Auch wenn das für viele Patienten schwer einsehbar ist: Der beste Operationszeitpunkt ist bei der Schlussunfähigkeit der Mitralklappe dann, wenn noch keine oder geringe Beschwerden bestehen. Dies zeigen eindeutig die Statistiken. Von 100 Patienten, die keine oder nur bei schwerer Anstrengung Luftnot hatten, waren zehn Jahre nach Klappenersatz 66, nach Rekonstruktion sogar 80 noch am Leben. Bei Patienten mit Luftnot schon bei leichter Belastung oder sogar in Ruhe waren es nur noch 39 beziehungsweise 55, die überlebten.

Der beste Operationszeitpunkt ist bei der Schlussunfähigkeit der Mitralklappe dann, wenn noch keine oder geringe Beschwerden bestehen.

Die koronare Bypassoperation

Ein Bypass ist, wie der Name schon sagt, die Überbrückung einer Engstelle, eine Umleitung des Blutes über ein Ersatzgefäß sozusagen. Seit die erste Operation dieser Art 1969 in Deutschland durchgeführt wurde, hat sich viel getan. Ursprünglich verwendete man als Ersatz eines Herzkranzgefäßes Beinvenen, inzwischen aber kommen immer häufiger Arterien (aus der Brust oder der nicht dominierenden Handspeiche) zum Einsatz. Sie sind weniger vom Verschluss bedroht als die oft schon bei der Entnahme krankhaft veränderten Venen. Der Blutfluss in Arterien ist besser, und statistisch gesehen schneiden sie besser ab. Mindestens die wichtigste der drei Koronararterien sollte deshalb arteriell versorgt werden.

Seit einigen Jahren kann ein Bypass auch am schlagenden Herzen und ohne Herz-Lungen-Maschine, nämlich minimal-invasiv gelegt werden. Die theoretischen Vorteile, ohne Herz-Lungen-Maschine zu operieren – unter anderem weniger Embolien, keine Schädigung der Hirnleistungsfähigkeiten –, haben sich bisher in Studien nicht eindeutig belegen lassen. Da das Verfahren deutlich höhere Anforderungen an Chirurgen und Anästhesisten stellt, sollte der Patient sich vergewissern, dass mit diesem Verfahren in der ausgesuchten Klinik und bei dem ausführenden Chirurgen eine entsprechend große Erfahrung vorliegt. Informationen dazu erhält der Patient von seinem überweisenden Kardiologen oder im Gespräch mit dem Chirurgen. Auch sind die Krankenkassen verpflichtet, diese Daten in ihren jährlichen Qualitätsbericht einzustellen, der auf ihren Webseiten einsehbar ist.

Eine Herausforderung ist dabei, dass das schlagende Herz stabilisiert werden muss, um ein ruhiges, möglichst bewegungs-loses Operationsfeld zu bekommen. Das geschieht über einen kleinen U-förmigen Bügel, der parallel zu dem entsprechenden Herzkranzgefäß sanft auf den arbeitenden Herzmuskel aufge-drückt wird. Außerdem muss die Blutung minimiert werden. Dazu wird ein kleines Röhrchen (Shunt) um das eröffnete Herzkranzgefäß eingeführt und der Bypass in dem nicht durchbluteten Abschnitt angenäht. Erst vor den letzten zwei bis drei Stichen wird es entfernt. Der Zugang zum Herzen erfolgt über einen seitlichen Schnitt zwischen den Rippen (MIDCAB = minimally invasive direct coronary artery bypass) oder entlang des Brust-beins (OPCAB = off-pump coronary artery bypass).

Einige Metaanalysen zeigen zwar den erhofften Rückgang an Schlaganfällen bei Operationen am schlagenden Herzen. Nach einer 2009 an über 2000 Patienten durchgeführten Studie hat die Operation ohne Herz-Lungen-Maschine allerdings die großen Erwartungen, insbesondere bezüglich weniger neurologischen Komplikationen, nicht erfüllt.

Prinzipiell ist bei fehlenden schwerwiegenden Begleiterkrankungen und nicht sehr hohem Lebensalter das Sterblichkeits-risiko der Bypassoperation heute mit nur noch 2 bis 3 Prozent anzusetzen. Ohne Zweifel besteht landesweit eine große Expertise in den herzchirurgischen Zentren.

❗ So wird ein Bypass gelegt

Bei einer Bypassoperation werden verengte oder verschlossene Herzkranzgefäße durch eine Umleitung überbrückt (engl. bypass = Umleitung), um das Herz auch hinter diesen Stellen der Herzkranzgefäße wieder ausreichend mit Blut und Nährstoffen zu versorgen. Als Überbrückung dienen kleine Venenstücke aus dem Unter- bzw. Oberschenkel (aortokoronarer Venen-Bypass) oder eine Umleitung der Brustwandarterie (Arteria-mammaria-interna-Bypass). Nach der Bypassoperation gewöhnt sich das kleine Stück Venengewebe bald an seine neue Aufgabe, es bildet seine Wände um und wird zu einer richtigen Arterie.

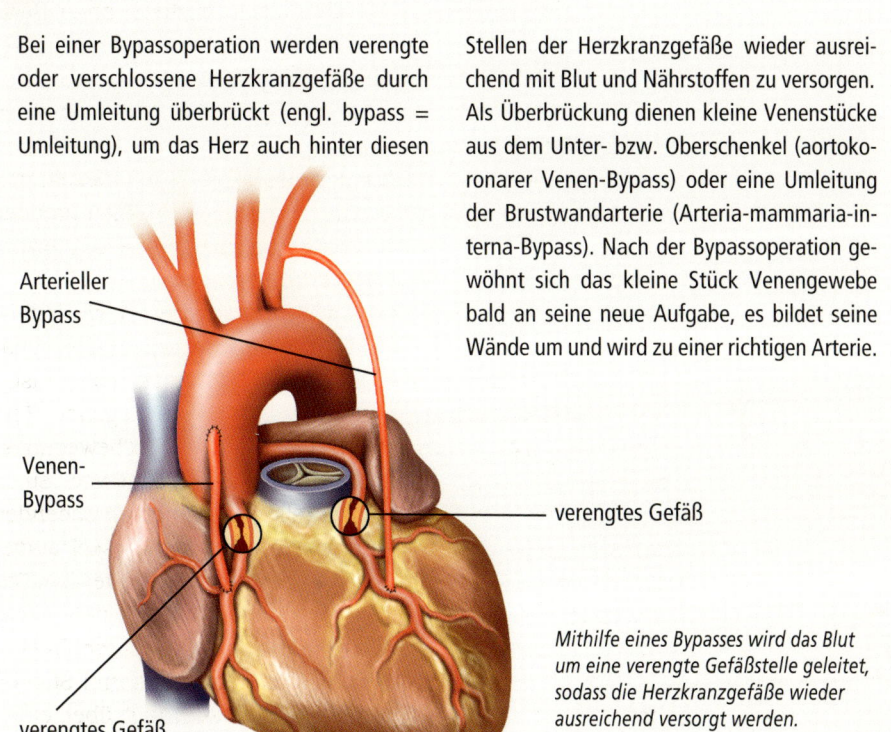

Arterieller Bypass

Venen-Bypass

verengtes Gefäß

verengtes Gefäß

Mithilfe eines Bypasses wird das Blut um eine verengte Gefäßstelle geleitet, sodass die Herzkranzgefäße wieder ausreichend versorgt werden.

Herzschrittmacher

Laien denken bei dem Wort Herzschrittmacher an ein kleines Metallkästchen, das in örtlicher Betäubung unter die Haut des Brustkorbs eingesetzt wird. In über 50 Jahren wurde dieses technische Wunderwerk immer kleiner, ausgereifter und langlebiger. Selbst die mit modernster Technik vollgepackten Defibrillatoren sind nur noch etwa 6 x 6 x 1,5 Zentimeter groß und 120 Gramm schwer.

Herzschrittmacher ersetzen den natürlichen Taktgeber des Herzens, den sogenannten Sinusknoten. Dessen Zellen in der Wand des rechten Vorhofs haben die Funktion regelmäßiger elektrischer Entladung, die den Herzmuskel über ein komplexes Leitungssystem zur rhythmischen Kontraktion, zum Pumpen, anregen (siehe Kasten Seite 38).

Bei krankem Sinusknoten oder Leitungsblockierungen schlägt das Herz nicht nur zu langsam, es kann auch unter körperlicher Belastung seine Frequenz nicht mehr steigern. Wenn EKG und Langzeit-EKG eine solche Störung anzeigen und klinische Beschwerden wie Leistungsschwäche oder gar kurzfristiger Verlust des Bewusstseins vorliegen, ist die Implantation eines Herzschrittmachers indiziert. Zu besserer Lebensqualität führt dabei ein Gerät mit zwei Sonden, von denen eine in den rechten Vorhof, die andere in die rechte Kammer führen. Sie erlaubt eine an höhere Belastungen angepasste Ersatzfrequenz als bei Schrittmachern mit nur einer Sonde in der rechten Herzkammer. Die Lebenserwartung wird dadurch aber nicht erhöht.

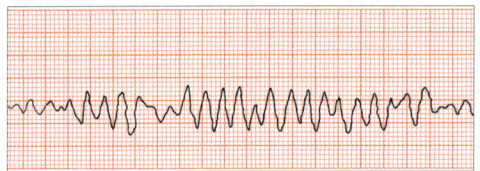

Anhand eines EKGs kann der Arzt die Art einer Herzrhythmusstörung einordnen, z. B. das dramatische und lebensbedrohliche Kammerflimmern (oben) oder das häufige, gut behandelbare Vorhofflimmern (unten).

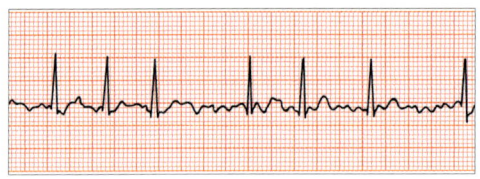

Wie jede Technik sind natürlich auch Herzschrittmacher nicht fehlerlos. Deshalb werden die Patienten regelmäßig von einem Kardiologen kontrolliert. Aus Sorge um ihre Milliardengeschäfte verschweigen Herstellerfirmen jedoch Probleme, die Patienten das Leben kosten könnten. Ein besonders verantwortungsloses Verhalten der Firma GUIDANT wurde 2005 öffentlich: Ein Jahr lang hatte die Firma den Tod eines Schrittmacher-Trägers verschwiegen. Obwohl der Firma die Ursache, ein Produktionsfehler, bekannt war, riskierte sie das Leben weiterer Patienten aus Profitgründen. Die Firma stand nämlich in Verkaufsverhandlungen. Der angestrebte Preis lag bei 25 Milliarden Dollar, sank aber nach Veröffentlichung des Skandals durch das »New England Journal of Medicine« (NEJM) um 7 Milliarden. Bei diesen Dimensionen müssen sich die Ärzte immer vergegenwärtigen, dass ihre eigenen ethischen Maßstäbe nicht unbedingt die von Produzenten und Verkäufern von Medizinprodukten sind.

Der Markt für Schrittmacher aller Art wird immer größer. Denn für 65 bis 80 Prozent der Todesfälle durch Herzrhythmusstörungen sind nicht die langsamen Normabweichungen des Herzschlags, sondern die schnellen – wie Kammerflimmern – verantwortlich. Deshalb werden immer mehr Defibrillatoren (AICD = automatic implantable cardioverter defibrillator) implantiert sowie Geräte zur Synchronisation der beiden Herzkammern bei schwer geschädigtem Herzmuskel (CRT = cardiac resynchronization therapy).

Automatischer Defibrillator

Ein automatischer Defibrillator (AICD) wird ähnlich einem einfachen Schrittmacher unter die Haut des Brustkorbs eingesetzt. Die über eine Vene in das rechte Herz gelegte Sonde reagiert nicht nur wie ein klassischer Herzschrittmacher auf die Verlangsamung des Herzschlags, sondern auch beim Auftreten von Kammerflimmern. Diese weitaus gefährlichere und zum Herzstillstand führende Rhythmusstörung wird vom Gerät erkannt und mit einem kurzen Stromstoß beseitigt.

Patienten, die bereits einmal einen solchen lebensbedrohlichen Herz-Kreislauf-Stillstand erlebt haben oder eine Auswurfleistung des Herzens unter 40 Prozent haben, verbunden mit spontan aufgetretener Bewusstlosigkeit durch nachgewiesene Kammertachykardien, haben einen wissenschaftlich erwiesenen Nutzen von einem implantierten Defibrillator.

Ebenfalls positive Ergebnisse liegen für Infarktpatienten vor, deren Herz maximal 35 Prozent Pumpleistung hat und die Luftnot bei leichten bis mittleren Belastungen haben. Allerdings darf nicht zu früh, also keinesfalls in den ersten 40 Tagen nach dem Herzinfarkt, operiert werden, da sich die Herzmuskelfunktion in dieser Zeit noch bessern kann. Unabhängig vom Langzeit-EKG ist der AICD immer angezeigt bei trotz Medikamenten bestehender Herzschwäche, das heißt, wenn schon bei leichter Belastung Luftnot auftritt und die Herzleistung in der Echokardiografie unter 30 Prozent liegt (nach 2012 update der 2008-Guidelines der AHA).

Die Idee einer durch Herzinfarkte eingeschränkten Synchronisation der Pumpfunktion liegt der neuesten Entwicklung der Elektrotherapie zugrunde. Durch Sonden in beiden Herzkammern wird die Wiederherstellung des beim Gesunden genau aufeinander abgestimmten Pumprhythmus beider Kammern angestrebt. Die Pumpleistung des Herzens kann dadurch verbessert werden.

Angezeigt ist diese kardiale Resynchronisation (CRT) genannte Technik bei trotz Medikamenten bestehender Herzschwäche mit Luftnot schon bei leichter bis mittlerer Belastung, Leitungsverzögerung im EKG, Linksschenkelblock mit einer Breite über 120 Millisekunden und einer Auswurfleistung des Herzens unter 35 Prozent (ESC Guidelines 2007).

Soweit die Leitlinien, deren Empfehlungen aus Ergebnissen von Studien abgeleitet sind, die von der Schrittmacher-Industrie finanziert und durchgeführt wurden und die bei mancher Kritik im Detail von den internationalen Fachgesellschaften den Ärzten als Entscheidungshilfe an die Hand gegeben wurden.

Ein implantierter Herzschrittmacher verhilft dem Herzen bei Rhythmusstörungen wieder zum richtigen Takt.

Es ist nicht leicht zu sagen, welcher Patient im Einzelnen Nutzen aus diesen Eingriffen ziehen kann. Denn klar ist, dass es in solchen Fällen schwer geschädigter Herzfunktion in der Regel nur um kleine Verbesserungen der Herzleistung mittels CRT geht, die aber gerade dann auch subjektiv als besonders beglückend erlebt werden können. Beim AICD geht es ausschließlich um eine mögliche Lebensverlängerung. Das müssen die Betroffenen abwägen gegen andere Einschränkungen der Lebensqualität, das Operationsrisiko, potenzielle Komplikationen und die Notwendigkeit regelmäßiger Kontrolluntersuchungen.

Komplikationen durch Verletzungen des Herzmuskels, Blutungen, Entzündungen, Sondenlockerungen und andere technische Fehlfunktionen gibt es bei allen Herzschrittmachern. Ihre Rate liegt zwischen 1 und 12 Prozent. Bei den technisch komplexen und komplizierteren neueren Geräten wie AICD und CRT sind sie am höchsten. Insbesondere beim Defibrillator können Fehlauslösungen des Stromstoßes sehr unangenehm sein und die Lebensqualität erheblich beeinträchtigen. Eine psychotherapeutische Vorbereitung und Betreuung hat sich als sehr hilfreich erwiesen, wird aber von vielen Ärzten gering geschätzt und in den meisten Kliniken leider nicht angeboten.

Kathetertherapie schneller Rhythmusstörungen

Wenn das Herz falsche elektrische Impulse abgibt, kann das sehr unangenehm sein. Vor allem jüngere bis mittelalte Patienten können eine Herzrhythmusstörung entwickeln, bei der – nach körperlicher Belastung oder in Ruhe – die Herzfrequenz plötzlich auf 160 bis 240 Schläge pro Minute ansteigt. Das ist mit Angst, Druck auf der Brust und Unruhegefühl verbunden. Ein durch Trinken kalten Wassers, Anspannen des Bauches oder Husten auslösbarer Reiz des Vagus, der ein Teil des vegetativen Nervensystems ist, kann die Rhythmusstörung beenden. Auch Medikamente gibt es gegen die AV-Knoten-Reentry-Tachykardie (AVNRT) genannte Herzrhythmusstörung (siehe Seite 64–68).

Auch wenn die Erkrankung nicht gefährlich ist, kann sie die Betroffenen erheblich im Alltag stören. Eine sorgfältige Analyse der Lebenssituation, der Auslöser des Anfalls und beruhigende Sachaufklärung durch den Hausarzt sollten an erster Stelle der langfristigen Behandlung stehen. In der Praxis sieht es jedoch meist so aus: Mit Verweis auf die hohe Erfolgsquote von mehr als 95 Prozent und die geringe Komplikationsrate unter 1 Prozent raten Kardiologen meist schnell zur Ablation. Das ist eine mit Hochfrequenzstrom über eine Sonde durchgeführte Unterbrechung krankhafter elektrischer Leitungsbahnen des Herzens, die der Krankheit zugrunde liegen.

Gerade bei jüngeren Patienten ist aber nicht einzusehen, warum eine Erkrankung, die ungefährlich ist und oft auch von allein wieder verschwindet, so schnell apparativ behandelt werden soll. Das Risiko, nach der Ablation einen Herzschrittmacher zu benötigen, da als unerwünschter Nebeneffekt der AV-Knoten blockiert wurde, ist mit unter 1 Prozent zwar gering. Gerechtfertigt ist der Eingriff bei dieser Erkrankung aber nur, wenn der Patient über eine längere Zeit wirklich leidet und alle nicht operativen Optionen ausgeschöpft sind.

Vorhofflimmern – Ablation oft unnötig

Anders ist das bei der größten Gruppe der unregelmäßigen schnellen Herzrhythmusstörung, dem Vorhofflimmern. Fast eine Million Menschen sind in Deutschland davon betroffen. Vorhofflimmern bedeutet, dass der sonst den Herzrhythmus bestimmende Sinusknoten durch eine Vielzahl von im Vorhof auftretenden elektrischen Erregungen die Führung verliert. Die Vorhöfe schlagen dadurch so schnell, dass sie kaum mehr regulär pumpen und sich entleeren können. In der Folge können sich in diesem praktisch unbewegten Teil des Herzens Blutgerinnsel bilden, die fortgeschwemmt an anderer Stelle zu Embolien werden, schlimmstenfalls in einer Hirnarterie einen Schlaganfall auslösen. Vorhofflimmern, ob anfallsweise auftretend oder permanent vorliegend, ist daher eine nicht nur lästige, sondern auch ernste Erkrankung, die behandelt werden muss. Vor allem bedeutet das in den meisten Fällen eine Gerinnungshemmung des Blutes mit Medikamenten, und zwar auf Dauer.

Vorhofflimmern muss nicht unbedingt beseitigt werden. Es reicht, wenn der schnelle Herzrhythmus mit Medikamenten gebremst wird. Eine Ablation ist nur bei nicht erträglichen Symptomen sinnvoll.

Es bedeutet jedoch nicht, dass Vorhofflimmern unbedingt beseitigt werden muss, wie das jahrzehntelang üblich war. Es reicht, wenn der schnelle Herzrhythmus mit Betablockern und anderen Medikamenten gebremst wird. Das gelingt fast immer. Nur wenn dies ausnahmsweise nicht funktioniert und der Patient trotz Aufklärung über unberechtigte Ängste unter dem manchmal zu schnellen Puls leidet, ist er ein Kandidat für die Ablation. Besonders erfolgreich ist die Technik, wenn häufige, kurze Attacken von Vorhofflimmern und keine Herzkrankheiten bestehen, die Muskel und Klappen geschädigt haben. Aber auch dann bleibt die Erfolgsrate einer Ablation mäßig, ein zweiter und dritter Versuch sind oft nötig. In einer Metaanalyse aus 19 Studien mit über 6000 Patienten waren nach einer Ablation zwei Jahre später nur 53 Prozent ohne Vorhofflimmern, nach mehreren Prozeduren 79 Prozent. Die erhebliche Strahlenbelastung durch die lange Untersuchung könnte bei dem meist höheren Lebensalter dieser Patienten noch tolerierbar sein. Komplikationen wie die Verengung von Lungenvenen oder Fistelbildungen, künstlichen Verbindungen zwischen Speiseröhre und rechtem Vorhof oder Embolien sind aber ernst, wenn auch selten.

War das alles?

Vielleicht werden Sie nach dem Kapitel über die therapeutischen Möglichkeiten sagen: War das alles? Man liest doch immer so viel über die allerneuesten Techniken, Stammzellentherapie und vieles mehr. Schon das, was ich Ihnen hier dargestellt habe, ist für viele Herzkranke gar nicht nötig. Und natürlich hat die Kardiologie noch einiges in der Erforschung, dessen Wert aber bis heute leider nicht erwiesen ist, über die aber nichtsdestoweniger gern in den Medien berichtet wird. Das wird auch von Kliniken und Kardiologen oder Radiologen gern gesehen, gilt doch das Anbieten neuester Technik als Ausweis für umfassende Kompetenz einer auf dem neuesten Stand stehenden Klinik oder Praxis.

Über Stammzellentherapie nach Herzinfarkt mit erheblichem Verlust an funktionierendem Herzmuskel wird seit über zehn Jahren geforscht, immer mit hohen Erwartungen. Mit adulten Stammzellen (aus dem Knochenmark) haben sich die großen Hoffnungen allerdings bisher nicht erfüllt. Möglicherweise werden jedoch durch Injektion adulter Stammzellen in das Myokard oder ein Kranzgefäß schützende Faktoren freigesetzt, die Tod, Herzinfarkt und neue Eingriffe am Herzen verhindern. So heißt es zumindest in einer der wenigen hoffnungsvolleren Studien an 204 Patienten (REPAIR AMI). Die neuen Hoffnungen liegen auf pluripotenten Stammzellen (aus Haut, Hoden oder Eizellen), wenn man die Probleme mit der Entartung, also der Tumorentstehung, in den Griff bekommt. Insgesamt kann heute keine Therapieempfehlung zur Behandlung mit Stammzellen gegeben werden, da die Beweise für eine Wirksamkeit nicht überzeugend sind.

Es gibt darüber hinaus noch sehr viele gute Ideen und Ansätze, die Probleme der koronaren Herzkrankheit frühzeitiger zu erkennen, zum Beispiel die Plaque genauer unter die Lupe zu nehmen, deren Aufbruch in der Wand des Kranzgefäßes dann zu der unglücklichen Kaskade von Gerinnselbildung, Gefäßverschluss und Herzinfarkt führt. Mit Ultraschallkathetern (IVUS) und Infrarottechniken (OCT) kann die Dicke der schützenden obersten Schicht der Plaque, der sogenannten Kappe, gemessen werden. Einen nennenswerten Beitrag für die praktische Kardiologie haben auch diese Techniken bisher nicht erbracht.

Die Rationalisierung der Medizin

Descartes hatte in der Renaissance die Grundlagen für das mechanistische Körpermodell der Moderne gelegt. In Verbindung mit der Begeisterung und Faszination für die Medizintechnik hat das zu einer fragwürdigen Form von Apparatemedizin geführt, nach dem Motto »Let's fix it«.

Das »Reparieren« hat das Heilen verdrängt. Dass es aber so weit gekommen ist, daran sind nicht nur die Kardiologen schuld oder die vielen Patienten, die glauben, man könnte die Adern eben mal so durchbürsten. Dass die moderne Medizin das Herz auf eine Pumpe reduziert, macht auch den Laien zum Komplizen des Arztes, wenn es um simplifizierte Körpermodelle geht. Man ist doch beruhigter, wenn man eben mal per Katheter »nachsehen« lässt, warum ein Belastungs-EKG Probleme gezeigt hat. Und wenn eine Engstelle »beseitigt« ist, obwohl die Lebenserwartung davon nicht im Geringsten profitiert. Was hat zu dieser Entwicklung geführt?

In der Klinik bestimmen Zeitmangel und ökonomische Zwänge den Alltag. Diagnostische Programme orientieren sich nicht an den Bedürfnissen des Kranken, sondern an der für die Krankheit vorgegebenen Zeit.

Die meisten der zukünftigen Ärztinnen und Ärzte haben ihr Studium begonnen, weil sie kranken Menschen helfen wollten. Die Desillusionierung beginnt aber schon im Studium. Aus der notwendigen Objektivierung von Fakten entwickelt sich eine professionelle Distanz zum Patienten. Später in der Klinik bestimmen Zeitmangel und ökonomische Zwänge den Alltag. Diagnostische Programme orientieren sich nicht an den Bedürfnissen des Kranken, sondern an der für die Krankheit vorgegebenen Zeit. Gespräche werden daher nicht gesucht, sondern vermieden. Es regieren Zahlen: Zahlen von Untersuchungen, die für den Facharzt erreicht werden müssen oder im Budget der Klinik bereits eingeplant sind, Zahlenüberschreitungen bei teuren Medikamenten oder der Liegedauer des Kranken, Zahlencodes diagnostischer und therapeutischer Prozeduren, die für die Abrechnungen mit den Kassen notwendig sind. Alles ist wichtiger als der Patient.

Halbgötter in Grau

Im Krankenhaus regieren nicht mehr die Halbgötter in Weiß, sondern schon längst die Halbgötter in Grau – die Manager und

Verwalter, die kürzen, streichen und umorganisieren und die Ziele diktieren, die ärztliches Handeln zunehmend einengen. Vielen davon geht das Verständnis für medizinische Belange ab, ihnen ist es egal, ob sie ein Krankenhaus oder eine Wurstfabrik leiten. Ihre Halbwertszeit nähert sich deshalb schon der von Fußballtrainern: Wer häufiger wechselt, der kürzt unbekümmerter und rigoroser. Ihn bindet keine Loyalität, weder an die Ärzteschaft noch an die Mitarbeiter in der Pflege, die für den Patienten entscheidend sind.

Die eigentlichen Urheber dieser Verhältnisse sind jedoch Politik und Krankenkassen. Sie haben zum Beispiel den Krankenhäusern neue Bezahlsysteme und damit einen schonungslosen Wettbewerb aufgezwungen, bei denen nicht nur die Patienten, sondern auch die Ambitionen der Ärzte auf der Strecke bleiben müssen. Was bedeutet das zum Beispiel für einen Herzpatienten? Für einen Herzinfarkt erhält die Klinik eine bestimmte Summe, die sich an festgelegten Fallpauschalen (DRGs, siehe Kasten oben) orientiert. In diesen Fallpauschalen implizit enthalten ist eine mittlere Verweildauer. Verlässt der Patient das Krankenhaus früher, wird er »blutig« entlassen, wie das im Ärztejargon zynisch heißt, verdient das Krankenhaus. Wird er erst später gesund, verliert das Krankenhaus Geld.

Vor allem Standardoperationen kann das DRG-System gut abbilden. Der Einsatz von Technik wird in der Regel sehr gut vergütet – die Industrie schickt ihre Lobbyisten nicht nur zu Ärzten, sondern auch zu Politikern und Krankenkassen. Mit Hightech-Prozeduren wie Herzoperationen oder Kathetererweiterungen machen die Krankenhäuser deshalb gute Gewinne, umso mehr, je größer die Zahl dieser Eingriffe an einem Haus ist. Das verführt die Klinikbetreiber in der Regel dazu, solche Eingriffe aus betriebswirtschaftlichen Gründen zu forcieren.

 Fallpauschalen

Seit 2004 werden stationäre und manche teilstationäre Krankenhausleistungen nach dem leistungsorientierten pauschalen Vergütungssystem DRG (diagnosis-related groups) abgerechnet. Dabei wird nicht die zur Behandlung aufgewendete Zeit vergolten (wie etwa bei Tagessätzen), auch nicht die einzelne Therapie. Die Vergütung wird pauschalisiert nach Behandlungsfall vorgenommen. Die jeweiligen Preise der DRGs orientieren sich am Gesamtbudget des Gesundheitswesens. Das Verfahren wird unter anderem wegen seines hohen Verwaltungsaufwands (Codierung) kritisiert.

Regime der Zahlen

Die Mehrzahl der Patienten aber ist älter und hat nicht nur eine, sondern viele Krankheiten. Damit beginnt eine arbeitsaufwendige Klassifizierung nach Codes, deren Korrektheit wiederum von der Krankenkasse kontrolliert und nicht selten infrage gestellt wird. Immer häufiger müssen Fachärzte abgestellt werden, die sich nur noch mit Controlling befassen. Das ist Verschwendung der durch eine teure Ausbildung erworbenen medizinischen Qualifikation. Die damit verbrachte Zeit fehlt dringend für die Zuwendung, die Patienten brauchen. Auch die Köpfe der Ärztinnen und Ärzte in der Patientenbetreuung sind bei jeder Aufnahme, bei jedem Patientenkontakt, bei jeder geplanten Entlassung voll von Zahlen und Daten, die dem Kranken nichts nützen und den Arzt ablenken von den medizinischen Problemen des Patienten.

Das DRG-System führt dazu, dass unnötige, unsinnige und zum Teil auch gefährliche Untersuchungen gemacht werden, aber andere, die für den Patienten wichtige Probleme klären könnten, unterlassen werden.

Grundsätze einer vernünftigen Diagnostik, die erst das Naheliegende abklärt und nur im Bedarfsfall das Unwahrscheinlichere, werden über Bord geworfen, um das Ziel einer schnellen Entlassung nicht zu gefährden. Unnötige, unsinnige und zum Teil auch gefährliche Untersuchungen sind die Folge, aber auch der Verzicht auf andere, die für den Patienten wichtige Probleme klären könnten, weil sonst der Zeitrahmen des Klinikaufenthalts gesprengt wird. Nicht selten werden die Betroffenen dann vorschnell in die Reha abgeschoben. Oder es heißt: Kommen Sie nächste Woche wieder, denn mit jeder Neueinweisung gilt eine neue DRG.

Der Patient ist diesen Marktmechanismen hilflos ausgeliefert. Er kann zwar über das Internet oder seine Krankenkasse erfahren, wie häufig ein bestimmter Eingriff an einer Klinik durchgeführt wird. Aber die für ihn entscheidende Information ist nicht nur die Anzahl der durchgeführten Operationen, sondern auch die Qualität der gesamten medizinischen Versorgung. Die aber ist schwer herauszufinden. Einen bescheidenen Anfang hat die AOK gemacht mit einer Klassifizierung von Herzkatheteruntersuchungen (ohne Herzinfarkt) in die drei Qualitätsgruppen »gut«, »mittel« und »schlecht«. Das erstaunliche Ergebnis: Ein 40-Betten-Haus in Bayern schneidet nach Ansicht der AOK genauso ab wie das renommierte Herzzentrum in Bad Oeynhausen: mittel! (weisse-liste.krankenhaus.aok.de).

Der Staat entzieht sich wie in vielen öffentlichen Bereichen auch im Gesundheitswesen seiner Verantwortung. Doch egal, ob es um Wasserversorgung, öffentlichen Personennahverkehr oder Krankenhäuser geht: Es stellt sich heraus, dass der öffentliche Dienst auch nicht schlechter wirtschaftet als die privaten Betreiber. Billiger können Krankenhäuser nur werden, indem sie radikal Stellen kürzen und dabei auch gleich neu definieren, was sie für eine erforderliche medizinische Leistung halten.

Industrialisierung der Medizin

Obwohl das marktwirtschaftliche Prinzip von Angebot und Nachfrage für Menschen, die krank sind, nicht taugt, werden von Politik und Krankenkassen ökonomische Prinzipien auch auf die Medizin übertragen: Diese Industrialisierung bedeutet, ihre Produkte müssen standardisiert, ihre Teile austauschbar werden. Es zählt und zahlt sich aus, was häufig ist, individuelle Unterschiede finden kaum mehr Beachtung. Die viel zitierte »Individualisierung der Medizin« bedeutet nur, dass man mehr statistische Untergruppen mit Biomarkern identifizieren will. Medikamente und Therapien können dann leichter für diejenigen Patientengruppen entworfen werden, bei denen es sich lohnt. Es hat mit dem, was sich Patienten als individuelle Behandlung wünschen, nichts zu tun.

Obwohl das marktwirtschaftliche Prinzip von Angebot und Nachfrage für Kranke nicht taugt, werden von Politik und Krankenkassen ökonomische Prinzipien auch auf die Medizin übertragen.

Zentraler Player in diesem medizinisch-industriellen Komplex sind Pharma- und Gerätefirmen. Sie diktieren die Themen der Forschung und damit die Art der Behandlungen. Es gibt praktisch keinen Fortbildungskongress mehr und nur wenige Studien, deren Themen nicht überwiegend von der Industrie bestimmt werden. Die Mehrzahl der Studien über neue Arzneimittel werden von der Pharmaindustrie finanziert. Mit zahlreichen Tricks werden Ärzte und Patienten getäuscht. Selten wird ein neues Medikament ehrlich gegen ein bewährtes verglichen. Meist erfolgt die Testung gegen ein Placebo oder eine geringere Dosis des alten Medikaments. Ein wirklicher Zusatznutzen ist dann kaum erkennbar. In einem großen Literaturvergleich konnte in 22 von 26 Studien eindeutig nachgewiesen werden, dass eine Finanzierung durch die Pharmaindustrie häufiger zu vorteilhaften Ergebnissen für den Auftraggeber kommt, im Vergleich zu Studien mit Sponsoren ohne Eigeninteresse. In ihrem Buch »Der Pharma-Bluff« kritisiert die amerikanische Ärztin und langjährige Herausgeberin des renommierten NEJM Marcia Angell den Innovationsmangel und die bedenkliche Nähe von Teilen der Ärzteschaft zur Pharmaindustrie.

Auch die Richtlinien der Fachgesellschaften, in denen die Ergebnisse der Forschung für die Praxis umgesetzt werden, sind oft von denjenigen verfasst, die in dieser Forschungslandschaft das Sagen haben. Diesen Vorgaben kann sich der durchschnittliche Kardiologe angesichts seines Hightech-Parks, der ihn finanziert, und des Zeitmangels, den das Gesundheitssystem vorgibt, kaum entziehen. Zum Beispiel veröffentlichte im Jahr 2009 die Europäische Gesellschaft für Kardiologie (ESC) Leitlinien für (nichtkardiale) Operationen an herzkranken Hochrisikopatienten, in denen vor, während und nach dem Eingriff die Gabe von Betablockern empfohlen wurde. Verantwortlich für die Leitung der entsprechenden Fachgruppe war der holländische Kardiologe Don Poldermans. Seine Empfehlung bezog sich auf eine große Studie, die er selbst durchgeführt hatte (DECREASE), in der unter Betablockern die Verringerung der Sterblichkeit und weniger Herzinfarkte beobachtet worden waren. Im November 2011 wurde Poldermans vom Erasmus Medical Center in Rotterdam wegen »wissenschaftlichen Fehlverhaltens« entlassen. Zudem kamen Londoner Forscher um Sonia Bouri zu dem Schluss, dass eine entsprechend den Guidelines vor einer Operation neu begonnene Betablocker-Behandlung die Sterblichkeit nicht senkt, sondern erhöht: um 27 Prozent. Basis ihrer Aussage war eine Metaanalyse von Studien mit insgesamt über 10 000 Patienten. Bis März 2014 sind trotz dieser erschütternden Fakten die Leitlinien noch nicht revidiert worden.

Wende bei Cholesterinsenkern

An anderer Stelle setzt sich langsam die Kritik an den Standardisierungen der Medizin durch: Die neueste Leitlinie der amerikanischen kardiologischen Gesellschaft (AHA) zur Beurteilung hoher Cholesterinwerte geht einen neuen Weg. Sie gibt keinen

Zielwert für das Cholesterin, insbesondere das risikoreiche LDL (low-density lipoprotein, siehe Seite 130), mehr an. Denn entgegen der internistischen Praxis der vergangenen Jahre gibt es keinerlei Daten, die beweisen, dass ein auf einen bestimmten niedrigen Wert gesenktes LDL zu mehr Gesundheit führt. Es gibt lediglich vergleichende Untersuchungen über die Wirkung unterschiedlicher Dosen von Statinen und deren Effekt auf arteriosklerotische Veränderungen. Die vorliegenden Daten kommen auch den betroffenen Patienten entgegen, sodass die amerikanischen Wissenschaftler einräumen müssen: Nur die an die Schwere der Krankheit angepasste Dosis des Statins kann Leben verlängern, nicht ein Zielwert, dessen Nichterreichen bei Betroffenen und Hausärzten oft unnötige Frustrationen bewirkt hat. Daran werden sich auch deutsche Empfehlungen und Leitlinien in Zukunft orientieren müssen.

Seit Neuestem werden deshalb von der AHA als Cholesterinsenker nur noch Statine empfohlen. Und zwar nur noch für vier Gruppen von Patienten – mit einer Ausnahme unabhängig vom Cholesterinwert im Blut – und ohne festgelegten Zielwert:

- Patienten mit besonders hohen LDL-Werten, 190 mg/dl und darüber,
- Patienten mit Herz-Kreislauf-Erkrankungen,
- Patienten mit Erwachsenen-Diabetes (Typ 2) im Alter zwischen 40 und 75 Jahren,
- Menschen mit einem 10-Jahres-Risiko für kardiovaskuläre Erkrankungen von mindestens 7,5 Prozent.

Insbesondere wird auch der Wirkstoff Ezetimib, seit Jahren auf dem Markt und bei Verschreibungen sehr »beliebt«, nicht mehr empfohlen. Der Jahresumsatz dieser Präparate für die Firma MSD lag 2007 bei 5 Milliarden Dollar. Es wirft kein gutes Licht auf die Pharmabranche, wenn es sechs Jahre dauert, bis eine empfohlene und teure Behandlung als wertlos für den Patienten erkannt wird.

Beeinflusste Forschung

Im November 2013 verkündete das renommierte britische Ärzteblatt »British Medical Journal« (BMJ), in seinen Fachjournalen »Heart« oder »BMJ Open« keine Studien mehr zu veröffentlichen, die von der Tabakindustrie finanziert werden. Es folgte damit dem Beispiel anderer renommierter Fachzeitschriften wie »PLOS Medicine« und den Journalen der American Thoracic Society. Noch im Jahr 2003 hatte der damalige Herausgeber des BMJ argumentiert, die Nichtveröffentlichung solcher Studien schränke die wissenschaftliche Diskussion ein. Heute vertritt das BMJ dagegen die Position, dass sich viele Hinweise auf die Befangenheit solcher Studienergebnisse erhärtet hätten.

Anfang der 70er-Jahre hatte die Zigarettenindustrie in den USA geplant, renommierte Wissenschaftler für sich zu gewinnen. Diese sollten »die positiven Effekte« des Rauchens verkünden und die »soziale Funktion« des Qualmens bei der Kontaktaufnahme hervorheben.

Zwischen 1977 und 1991, so wurde bekannt, förderte auch der deutsche Verband der Zigarettenindustrie (VdC) insgesamt 110 medizinische Forschungsprojekte, oft indirekt über Stiftungen und laut SPIEGEL mit sechsstelligen Beträgen.

Beteiligt waren 60 einflussreiche Ärzte, darunter auch Universitätsprofessoren, Präsidenten von Fachgesellschaften und sogar Karl Überlaa, ein ehemaliger Präsident des Bundesgesundheitsamtes. Zum Beispiel wurde schriftlich vereinbart: »Der Verband hat totale Kontrolle über das Design der Experimente, das Recht der Forscher zu publizieren oder nicht zu publizieren et cetera. Ebenso müssen diese Projekte nach außen hin vertraulich gehalten werden.«

Dass die guten Beziehungen nicht abgerissen sind, zeigt ein Vorfall aus dem Jahr 2008: Das renommierte Deutsche Herzzentrum in Berlin hat sich ein Forschungsprojekt von der Philip-Morris-Stiftung finanzieren lassen. Thema der Untersuchung: die Auswirkungen von Risikofaktoren auf Blutgefäße. Doch der Klinikchef wies jegliche Einflussnahme des gleichnamigen Zigarettenkonzerns von sich.

Würde die sogenannte Drittmittel-Forschung, das Sponsoring durch Unternehmen, aufhören, gäbe es praktisch keine Forschung mehr. Das kann niemand wollen. Und doch werfen diese Vorgänge ein bezeichnendes Licht auf die trügerischen Erfolge einer Hightech-Medizin, der wir alle, auch die Ärzte, immer noch viel zu vertrauensselig begegnen.

Fehldiagnosen und Falschurteile

Eigentlich sind die wichtigsten Herz-Kreislauf-Leiden mit ganz einfachen Mitteln wie der sorgfältigen Erhebung der Krankenge- schichte, der körperlichen Untersuchung und einem Belastungs- EKG wunderbar diagnostizierbar – von jedem Hausarzt. Doch obwohl gerade sie für eine langfristige Betreuung und Begleitung bei der Änderung des Lebensstils die Besten wären, schicken viele Allgemeinmediziner oder Internisten ihre Patienten »zur Abklärung« zu einem Kardiologen. Für den Arzt oft eine Absiche- rungsmaßnahme, oft auch vom Patienten so gewünscht. Leider führt das nicht selten zu überflüssigen Untersuchungen und falschen Indikationen. Glücklicherweise aber auch zu vorsichtiger werdenden Patienten, die sich ei- ne zweite Meinung einholen.

Eigentlich sind die wichtigsten Herz-Kreislauf-Leiden mit ganz einfachen Mitteln diagnostizier- bar – von jedem Hausarzt.

Ein Beispiel: In meiner Zeit als Leiter eines Herzkatheterlabors meldete sich ein Mann mittleren Alters in meiner Sprechstunde. Er war aus einer anderen Stadt und ein wenig distanziert und wortkarg. Er übergab mir eine CD mit seinem Herzkatheterfilm und sagte, er wolle nur meine Meinung hören, ob die Ansicht seines Kardiologen, dass eine Gefäßerweiterung (PCI) erforder- lich sei, richtig wäre. Eine Therapie, wenn notwendig, wollte er in seiner Heimatstadt durchführen lassen.

Er war etwas erstaunt, als ich ihm Fragen zu seiner Kranken- geschichte, seinem Beschwerdebild und seiner Medikation stell- te, bevor ich mir den Film ansah. Er hatte wohl erwartet, dass allein der Film ausreichen würde, ihn korrekt zu beraten. Viel- leicht hatte er auch nur die Erfahrung gemacht, dass Gespräche im Arztzimmer nicht erwünscht seien. Anschließend erklärte ich ihm die Inhalte des Films und aus welchen Gründen ich der glei- chen Meinung wie sein Kardiologe sei. Plötzlich wollte er von mir statt von seinem Kardiologen die PCI durchführen lassen.

Was war geschehen? Offensichtlich war der Patient vor dem Gespräch misstrauisch, ich könnte voreingenommen sein und ihm zu einer PCI raten, wenn ich anschließend daran verdiente. Er war Privatpatient. Daher seine Bemerkung, er werde eine not- wendige Therapie nicht bei mir machen.

Beratung statt Behandlung

In diesem Moment entstand in mir die Idee, dass es ein guter Weg wäre, Patienten ausschließlich zu beraten – ohne danach einen Eingriff bei ihnen vorzunehmen. Allein aufgrund von ausführlichen Gesprächen über Vorgeschichte und Beschwerden sowie der vorliegenden kardiologischen Befunde. Neue Untersuchungen sollten nur in besonderen Fällen notwendig sein und dann aber nicht bei mir durchgeführt werden. Ich hatte auf einmal die Sehnsucht, frei von einem Gerätepark, frei von Vorgaben eines Krankenhausmanagers, frei von Standards einer auf Geräte fixierten Kardiologie zu sein. Aber mit fast 40 Jahren klinischer Erfahrung und vor allem: viel Zeit.

Diese Idee nach meinem Ausscheiden aus der Klinik zu verwirklichen ging mir nicht mehr aus dem Kopf. Da traf ich einen alten Bekannten in einem Café, einen Banker. Wir plauderten über meine bevorstehende Pensionierung, und als könne er Gedanken lesen, sagte er: »Aber du wirst doch nicht aufhören zu arbeiten, du bist doch fit, und bei deiner Erfahrung, willst du nicht noch was machen? Consulting oder so was?« Das war die Geburtsstunde meiner Unternehmung Cardioconsulting.

Fast die Hälfte der Ratsuchenden verlässt die Praxis, nachdem ich die Entscheidung ihres Kardiologen nur bestätigen konnte. Aber sie sind dann beruhigt, alle ihre Fragen wurden beantwortet.

Und, um im Wirtschaftsjargon zu bleiben: eine echte Win-win-Situation. Beide Seiten gewinnen nämlich. Der Patient spürt die Unabhängigkeit, die Erfahrung und weiß vor allem die Zeit, die ihm gewidmet wird, zu schätzen. Bei mir gibt es keine unterbrechenden Telefonate mehr, keine Alarm-Piepser, keine Sekretärin, die unterbricht. Deshalb kommen auch nicht nur Patienten mit schlechten Erfahrungen. Fast die Hälfte verlässt die Praxis, nachdem ich die Entscheidung ihres Kardiologen nur bestätigen konnte. Aber sie sind dann beruhigt, alle ihre Fragen wurden beantwortet. Was gibt es Schöneres für Arzt und Patient?

Leider gibt es auch die anderen Fälle. Ein 62-jähriger Mann leidet unter einer schweren Hüftgelenksarthrose. Der Chirurg lässt vor dem geplanten Ersatz des Gelenks durch ein Implantat ein EKG machen und stellt Vorhofflimmern fest. Er schickt ihn in ein großes Zentrum niedergelassener Kardiologen, wo erfolglos eine Kardioversion, eine Elektroschocktherapie gemacht wird.

Daraufhin wird eine Koronarangiografie durchgeführt, obwohl keine Angina Pectoris vorliegt. Man findet eine
70-prozentige Engstelle eines Kranzgefäßes, macht eine Ballonerweiterung, natürlich mit einem medikamen-
tenbeschichteten Stent. Der Arzt hätte
nur in die Krankenakte blicken oder
einfach den Patienten fragen müssen,
um zu wissen, dass eine große Operation geplant war. Aber weil er das nicht
tat, konnte dieser Patient ein Jahr lang
nicht von seinem äußerst schmerz-
haften Hüftgelenksleiden befreit wer-

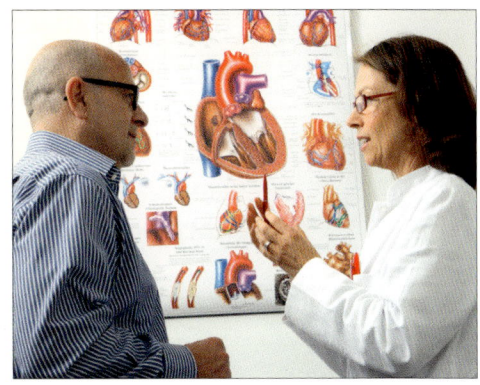

*Das Vertrauen zwischen Arzt und Patient entsteht im Ge-
spräch – doch Zeit dafür nehmen sich nur wenige Ärzte.*

den, weil der beschichtete Stent in diesem Zeitraum noch durch
blutverflüssigende Substanzen offen gehalten werden muss, und
eine Operation zu unstillbaren Blutungen führen könnte. Wir
haben dann doch eine Möglichkeit gefunden, gemeinsam mit
dem Chirurgen schon nach drei Monaten die Operation durchzuführen, aber mit großem Überwachungsaufwand und er-
höhtem Risiko. Doch es ging gut.

Wie kann so etwas passieren? Da gibt es eigentlich nur eine
Antwort: Zeitmangel, Hektik. Dabei bedeutet in der Medizin, an
der falschen Stelle Zeit zu sparen, fast immer mehr Arbeit, mehr
Aufwand und mehr Geld, das an anderer Stelle auszugeben ist.
Und häufig wächst das Risiko für den Patienten.

Verspieltes Vertrauen

Ein knapp 80-jähriger, schon sehr gebrechlicher und durch uro-
logische Erkrankungen stark geplagter Mann lässt seit vielen
Jahren in einer großen kardiologischen Spezialklinik eine Routineuntersuchung seines Herzens machen. Seit Jahren ist Vorhofflimmern bekannt, er nimmt Marcumar® ein, der INR-Wert, der
die Blutgerinnung misst, ist immer korrekt. Seine Rhythmusstörung nimmt er nicht wahr, sein Puls ist mit Frequenzen um
70 bis 80 Aktionen pro Minute auch normal schnell. Doch seine
Spezialklinik hat einen neuen Chefarzt. Und der rät ihm plötzlich
zu einer elektrotherapeutischen Kardioversion.

Der Patient versteht das nicht. Er traut sich aber auch nicht zu fragen, bis er schließlich wieder einmal bei seinem ihm vertrauten Urologen in der Sprechstunde ist. Der schickt ihn zu mir. Ich erkläre dem Mann und seiner Frau, dass ein solcher Eingriff bei normal schnellem Herzen, gut eingestellter Marcumar®-Behandlung und Beschwerdefreiheit überflüssig ist. Sie hat keinerlei Einfluss auf die Lebenserwartung. Er ist glücklich. Aber es kostet mich noch einigen Aufwand, ihn davon zu überzeugen, seine jährlichen Kontrolluntersuchungen fortzusetzen. So schnell kann Vertrauen verspielt werden, das über Jahre zwischen Arzt und Patient aufgebaut worden war.

Viel hilft nicht immer viel

Ein 54-jähriger Patient kommt mit seiner Frau in die Praxis. Er hat eine zehnjährige Krankengeschichte hinter sich mit Vorhofflimmern, Kardioversionen, Schilddrüsenoperation mit Komplikationen, Nierensteinproblemen, Medikamentenunverträglichkeiten und eine Koronarangiografie. Auch eine Ablation des Vorhofflimmerns war ihm fünf Jahre zuvor schon einmal empfohlen worden. Ein Belastungs-EKG und ein Myokardszintigramm waren auffällig gewesen. Trotzdem ergab die Herzkatheteruntersuchung einen unauffälligen Koronarbefund.

Die von ihm aufgeschriebene Beschwerdesymptomatik umfasst eine ganze DIN-A4-Seite. Auch ich muss mehrfach Anlauf nehmen, um den Kern seiner Beschwerden zu erfassen. Angina Pectoris hatte er jedenfalls nicht. Ähnlich mühsam hat wohl auch sein Kardiologe das Gespräch empfunden und ihm kurzerhand eine weitere Koronarangiografie empfohlen, weil doch das Belastungs-EKG nicht in Ordnung sei. Nun will er von mir wissen, ob er das tun soll.

Ich rate ihm ganz klar ab. Belastungs-EKG und Myokardszintigrafie versagen in bis zu 30 Prozent der Fälle. Sie können falsch positiv sein, also eine Durchblutungsstörung anzeigen, die nicht vorhanden ist. Und umgekehrt falsch negativ, also eine tatsächliche Kranzgefäßerkrankung nicht erkennen. Gerade deshalb müssen diese Untersuchungen immer im Zusammenhang mit dem Beschwerdebild des Patienten eingeordnet werden. Dieser Patient hat vielfältige Beschwerden, auch im Brustbereich, aber überhaupt keine Anzeichen einer typisch belastungsabhängigen Angina Pectoris. Und: EKG und Szintigramm haben schon einmal irrtümliche, sogenannte falsch positive Befunde geliefert, wie es durch das unauffällige Koronarangiogramm damals nachgewiesen worden war.

Dieser Fall ist typisch, nicht nur für die Kardiologie in unserem Land. Denn ohne Zeit ist solchen Patienten nicht zu helfen. Auch mich hat es fast zwei Stunden gekostet, mich dem wirklichen Problem dieses Mannes zu nähern. Nach zehn Jahren mit Belastungs-EKGs, Kardioversionen, Ablationsempfehlung, Schilddrüsenoperation, einer unauffälligen Koronarangiografie und der Empfehlung, diese zu wiederholen, kann ich den Patienten und seine Ehefrau überzeugen, sich endlich psychotherapeutische Hilfe zu suchen.

Es widerspricht immer noch der gängigen Auffassung vieler Ärzte. Dabei ist es oft erstaunlich zu sehen, wie dankbar und geradezu erleichtert als schwierig geltende Patienten einen solchen Rat aufnehmen, wenn er aus einem intensiven Gespräch heraus erfolgt und ausführlich begründet wird. Wenn sie sich nicht einfach abgeschoben fühlen.

Dieser Patient hat mich außerdem besonders berührt, da er – in einem städtischen Amt im sozialen Bereich tätig – sehr darunter gelitten hat, dass er aus Spargründen in seiner Behörde nicht mehr so arbeiten kann, wie er es für angemessen und verantwortbar empfindet. Das ausgerechnet ein solcher Mensch im Medizinbetrieb den gleichen Mechanismen zum Opfer fällt, kann man schon tragisch nennen.

So befriedigend die Tätigkeit als Patientenberater auch ist, sie ist als Problemlösung nur ein Tropfen auf den heißen Stein. Das, was ich tue, ist nämlich eigentlich eine klassische ärztliche Tätigkeit.

So befriedigend die Tätigkeit als Patientenberater auch ist, sie ist als Problemlösung nur ein Tropfen auf den heißen Stein. Das, was ich tue, ist nämlich eigentlich eine klassische ärztliche Tätigkeit. Zuhören, Hinsehen, Erklären und Aufklären gehören zu den wichtigsten und erfolgreichsten ärztlichen Techniken überhaupt. Sie dürfen nicht wegrationalisiert werden. Denn sie sind weder irrational noch unwirtschaftlich, im Gegenteil. Sie müssen wieder ihren Platz bekommen im Studium, in der Weiterbildung – und vor allem in der praktischen Medizin.

Was bringt die Kardiologie den Patienten?

Wir haben viel über Medizintechnik gesprochen. Sprechen wir jetzt von den Herzpatienten und ihren Krankheiten. Was kann die Kardiologie für sie tun?

Nehmen wir die drei wichtigsten Volkskrankheiten: koronare Herzkrankheit, Herzrhythmusstörungen und Bluthochdruck, die Hypertonie. Für alle diese Erkrankungen gibt es Leitlinien, meist international abgestimmt als Guidelines. Nun sind das aber keine Anleitungen wie Kochrezepte mit klaren Mengenangaben. Es sind Empfehlungen, geordnet nach Evidenz, also nach wissenschaftlich allgemein akzeptierten Studienergebnissen. Manchmal werden auch nur kleinere Studien oder Expertenmeinungen herangezogen. Immer häufiger wird auf die Leitlinien verwiesen, wenn es nach Behandlungen zu juristischen Auseinandersetzungen oder auch zu einem Streit um die Kosten geht. Ein guter Arzt kann von diesen Richtlinien abweichen, er sollte es manchmal sogar tun, wenn es die besondere Situation erfordert. Das kann das Alter seines Patienten sein, besondere Unverträglichkeiten oder weitere Erkrankungen, die ein individuell angepasstes Vorgehen erfordern. Das muss dem Patienten vermittelt werden. Auch ist Skepsis an manchen Inhalten der Guidelines, zum Beispiel im Vergleich mit anderen Ländern, geboten. Mit diesen Einschränkungen aber sind die modernen Leitlinien eine Errungenschaft gegenüber früheren Jahrzehnten, als die Therapiefreiheit des Arztes praktisch unkontrollierte Therapien ermöglichte. Dennoch sind kardiologische Leitlinien keine ungetrübte Erfolgsgeschichte, wie die Übersicht auf Seite 111 zeigt.

So viel Technik wie nötig, so wenig wie möglich?

Einerseits ist es erfreulich, dass unsere Kliniken und Praxen hervorragend technisch ausgestattet sind. Trotzdem bleiben Zweifel, ob der Grundsatz »So viel Technik wie nötig, so wenig wie möglich« in der praktischen Kardiologie ausreichend beherzigt wird.

Es ist nicht so, dass Kardiologen die grundsätzlichen Probleme nicht sehen. Auf dem Europäischen Kardiologenkongress 2013 wurde anhand einer europäischen Datenerhebung (EUROASPIRE) von über 12 000 KHK-Patienten geklagt, dass die

Der Nutzen von Leitlinien

Die moderne Medizin basiert auf der Forderung nach Evidenz – also nach Beweisen für die Wirksamkeit von Therapien. Deshalb gehen die Ergebnisse streng wissenschaftlicher Studien in Leitlinien für die Behandlung ein.

Bei koronarer Herzkrankheit haben ...

... Leitlinien dazu geführt, dass

- Patienten mit akuten Koronarsyndromen (weitgehend) flächendeckend und rasch in ein kardiologisches Zentrum gebracht und intensivmedizinisch überwacht und invasiv behandelt werden;
- eine optimale medikamentöse Therapie klar definiert ist;
- jedem Patienten, der noch im Arbeitsprozess steht, ermöglicht wird, die wichtigsten sekundärpräventiven Verhaltenshilfen in einer Reha zu erlernen.

... Leitlinien nicht verhindert, dass

- jeder Patient mit Verdacht auf KHK (entgegen den Leitlinien) die Empfehlung – und meist auch die Behandlung – mit Herzkatheter erhält;
- Patienten zu überflüssigen Kontrolluntersuchungen nach PCI einbestellt werden;
- CT und MRT dem Patienten oft unnötig angeraten werden;
- eine optimale medikamentöse Therapie langfristig zu selten durchgehalten wird;
- Rentnern massenhaft die Rehabilitation verweigert wird;
- Patienten keine echten Langzeithilfen für Lebensstilveränderungen angeboten werden.

Bei Bluthochdruck haben ...

... Leitlinien dazu geführt, dass

- sich eine rationale, kombinierbare Standardtherapie mit ACE-Hemmern, Kalziumantagonisten, Betablockern und Diuretika durchgesetzt hat;
- der Zielwert auf maximal 140/90 mmHg (Diabetiker 140/85 mmHg) festgelegt wurde.
- neue Kathetertechniken an der Niere, um den Blutdruck zu senken, der vorläufigen Erfahrung entsprechend, noch zurückhaltend bewertet werden.

... Leitlinien nicht verhindert, dass

- der großen Bedeutung von Lebensstilveränderungen in der Praxis zu wenig Rechnung getragen wird.

Bei Herzrhythmusstörungen haben ...

... Leitlinien dazu geführt, dass

- die Gefahr des Vorhofflimmerns allgemein erkannt und angemessen behandelt wird mit Marcumar® und Frequenzsenkern wie Betablockern.

... Leitlinien nicht verhindert, dass

- Patienten mit Kardioversion oder Ablation bei Vorhofflimmern behandelt werden, auch wenn die Frequenz normalisierbar und die Beschwerden gering sind;
- Ärzte Strahlenschäden durch lang dauernde Katheterbehandlungen und CTs immer noch unterschätzen;
- sich Ärzte bei der Indikation zur Ablation einer AVNRT an der technischen Machbarkeit statt der Patientenbefindlichkeit orientieren.

Zahl derjenigen, die auch unter Fettleibigkeit und Diabetes leiden, wächst. Es wurden neue Präventionsprogramme gefordert. Was viele Kardiologen aber nicht sehen, ist, dass die einseitige Hightech-Ausrichtung der Kardiologie eine Therapie an den Wurzeln der Erkrankung abwürgt. Denn eine Kranzgefäßerkrankung hat man nicht erst mit dem ersten Angina-Pectoris-Anfall oder dem koronarangiografischen Nachweis einer Stenose.

Der Risikofaktor Persönlichkeitsstruktur

Die wissenschaftliche Literatur weist eine Fülle unwiderlegter Daten auf, dass Einsamkeit, soziale Isolation und der Mangel an menschlicher Nähe uns buchstäblich das Herz brechen können.

Es gibt spezielle Persönlichkeitsstrukturen, die Herz-Kreislauf-Krankeiten begünstigen – auch wenn die Risikofaktoren Rauchen, Übergewicht oder Genetik nicht gegeben sind. Jeder gute Allgemeinmediziner erkennt bei bestimmten Patienten das, was die US-amerikanischen Kardiologen Meyer Friedman und Ray H. Rosenman schon vor 50 Jahren als Typ-A-Verhalten beschrieben haben: Der typische infarktgefährdete Patient spricht laut und unterbricht andere gern. Er ist dominant, besserwisserisch, ehrgeizig, mit Ellenbogen ausgestattet und erfolgreich. Er kontrolliert gern andere, verliert aber ungern selbst die Kontrolle, macht lieber alles selbst, und er hat eine eher feindselige Haltung seiner Umwelt gegenüber. In den USA wurde diese Persönlichkeitsstruktur in den 80er-Jahren von der AHA als Risikofaktor anerkannt. Europäische Psychokardiologen differenzieren die Typ-A-Persönlichkeit heute mehr. Als besonders gefährdend stellen sie den Faktor »Feindseligkeit« heraus.

In dem Wissenschaftsroman »Herz im Stress« beschreibt Jürgen-Peter Stössel, wie sich insbesondere die Arbeitswelt auf das Herzrisiko bei Typ A auswirkt: Er skizziert einen Industriemeister als Prototyp des Herzinfarktgefährdeten: aus der Gruppe der Facharbeiter aufgestiegen und die oft inkompetenten Anweisungen des Managements vertretend, verliert er die Anerkennung seiner alten Schicht von Arbeitern. Der Versuch, zwischen Arbeitern und Chefs zu vermitteln, führt wiederum zu Kritik von oben. Dieser Spagat macht krank. Solche Sandwich-Positionen aber betreffen eine riesige Gruppe in der heutigen Arbeitswelt. Die wissenschaftliche Literatur weist eine Fülle unwiderlegter Daten auf, dass Einsamkeit, soziale Isolation und der Mangel an menschlicher Nähe uns buchstäblich das Herz brechen können.

Psychokardiologie

Mit »gebrochenen« Herzen befasst sich ein Zweig der Kardiologie, der erst seit einigen Jahren wissenschaftliche Anerkennung genießt: die Psychokardiologie. Denn Depressivität steht, wie sich in Langzeitstudien herausgestellt hat, schon an dritter Stelle der Risikofaktoren (nach Rauchen und Diabetes) für einen Herzinfarkt. Gefühlsschwankungen wirken auf das vegetative Nervensystem, das den Pulsschlag und die Herzfrequenz verändert. Depressionen verändern auch die Gerinnungsfähigkeit des Blutes, sodass sich schneller Gerinnsel bilden können. Der Stress durch emotionale Belastungen erhöht außerdem die Entzündungsbereitschaft des Körpers. Die Wechselbeziehung zwischen Psyche und Herz ist in vielen Punkten nachgewiesen. Die häufigen Depressionen medikamentös zu behandeln birgt jedoch auch Risiken für das Herz, möglicher Schaden und Nutzen müssen deshalb von ärztlicher Seite genau abgewogen werden. Psychotherapie und mentale Übungen wie Imagination und Meditation wirken jedoch oft ebenso gefäßerweiternd und herzstärkend.

Wie wichtig es wäre, diese Erkenntnisse für Betroffene und vor allem bei der Vorsorge der koronaren Herzkrankheit endlich umzusetzen, werden wir später sehen. Und doch spielen sie im kardiologischen Alltag immer noch keine Rolle. Warum?

Vorsorge, Nachsorge, Ursachenforschung auch abseits der gängigen Lehrmeinungen, psychosomatische Zusammenhänge, Einflüsse aus der Lebens- und Arbeitswelt – sie bleiben im Dunkel, weil die Kardiologie sich überwiegend um die akuten Krankheiten kümmert und die riesigen Zahlen an chronischen Herz-Kreislauf-Leiden vernachlässigt.

Überall in der Industrie setzt technologischer Fortschritt Arbeitskräfte frei. Warum ist es in der Medizin nicht gelungen, neue Errungenschaften so zu gestalten, dass ärztliche Arbeitszeit freigesetzt und in unabhängige Kreativität, Zeit zum Zuhören, Erklären und Aufklären umgesetzt werden kann? Für diejenigen, die nicht warten wollen oder vielleicht auch nicht mehr so zuversichtlich sind, dass Hightech unsere Probleme mit Herzkrankheiten in Zukunft lösen wird, für die gibt es auch heute schon neben dem Wunderland der Technik eine Vielzahl von Forschungsergebnissen und Therapieansätzen, die nicht minder faszinierend und wertvoll sind. Ab Seite 124 schauen wir uns einige an.

Die wichtigsten Herzkrankheiten

41,1 Prozent der Todesfälle gingen im Jahr 2010 auf eine Erkrankung des Herz-Kreislauf-Systems zurück. Herz-Kreislauf-Erkrankungen sind damit die Todesursache Nummer eins in Deutschland: Die große Mehrheit der Betroffenen (92 Prozent) war über 65 Jahre alt. Frauen sind deutlich seltener von einer koronaren Herzkrankheit betroffen als Männer: ab 65 Jahren sind es 18 Prozent statt 28. Die Sterblichkeit des akuten Herzinfarkts ist dabei rückläufig: Sie sank von 81,8 Betroffenen pro 100 000 Einwohnern im Jahr 2000 auf 67,9 im Jahr 2010. Ein Anstieg lässt sich aber bei Klappenkrankheiten (von 69 auf 90), Rhythmusstörungen (von 282 auf 488) und Herzinsuffizienz (von 275 auf 454) feststellen; verglichen wurden dabei die Jahre 1995 und 2010. Ein Teil dieser Entwicklung lässt sich jedoch vielleicht darauf zurückführen, dass Herzkrankheiten inzwischen präziser diagnostiziert werden und deshalb auch differenzierter auf dem Totenschein aufscheinen. Insgesamt gibt es erhebliche regionale Unterschiede: So schwankte 2010 die Herzinfarkt-Sterblichkeit pro 100 000 Einwohnern zwischen den Bundesländern von 53 in Hamburg bis 111 in Sachsen-Anhalt oder 101 in Brandenburg. Von diesen Unterschieden betroffen sind vor allem männliche Patienten. Neben regionaler medizinischer Unterversorgung wie einem weniger effektiven Notarztsystem sind deshalb vermutlich vor allem eine Lebensweise mit Stress, Nikotin usw. die Ursache.

Den Großteil der Herzleiden machen einige wenige Erkrankungen aus, die im folgenden Überblick vorgestellt werden.

Koronare Herzkrankheit

• Ursachen und Häufigkeit

Die häufigste Todesursache in den Industrienationen ist die koronare Herzkrankheit (KHK; griech. korona = Krone, Kranz). Dabei verengen sich die Herzkranzgefäße durch Ablagerungen in den Gefäßwänden. Ihr Volumen wird kleiner, wodurch die Durchblutung gehemmt wird. Dieses Missverhältnis zwischen Sauerstoffbedarf und -angebot, der Sauerstoffmangel der Herzmuskulatur, wird als Ischämie bezeichnet. Ursache ist die Arteriosklerose, die nicht nur das Herz, sondern auch die Arterien von Hirn, Nieren und Beinen befallen kann.

Die Arteriosklerose äußert sich in einer Verhärtung der Gefäßinnenwände, in die sich punktuell Plaques aus einem Gemisch von Fetten, komplexen Kohlenhydraten, Blut, Bindegewebe und Kalzium einlagern (siehe Kasten Seite 75). Dafür verantwortlich sind nicht nur die Blutfette (vor allem der LDL-Anteil des Cholesterins), sondern auch entzündliche Prozesse im Körper. In Plaques wurden Bakterien gefunden, wie sie zum Beispiel auch im Darm oder bei Zahnfleischentzündungen vorkommen. Eine Theorie ist, dass Zellen des Immunsystems (Makrophagen) an den Entzündungsort gerufen werden, sich die Bakterien einverleiben (Fresszellen) und damit durch den Körper wandern. Jedenfalls scheinen Entzündungsprozesse an den Gefäßwänden ganz entscheidend zu ihrer Verdickung beizutragen, denn über die Signale verschiedenster Immunzellen werden die betroffenen Stellen »repariert« und verhärten dabei.

• Symptome und Verlauf der Krankheit

Die KHK ist eine chronische Erkrankung, die sich meist über Jahrzehnte entwickelt. Mit Fortschreiten der Erkrankung steigt das Risiko für Begleiterscheinungen wie Rhythmusstörungen, Infarkt oder Herzinsuffizienz. Ein wichtiges Leitsymptom ist die Angina Pectoris (Brustenge). Sie tritt bei schwerer körperlicher oder seelischer Belastung als diffuser Druck und Engegefühl im Brustbereich, selten auch im Oberbauch auf, kann in die Oberarme und den Kiefer ausstrahlen und bessert sich in Ruhe.

• Diagnose

Immer muss durch EKG und Krankheitsmarker im Blut (Creatinkinase und Troponin) ein Infarkt ausgeschlossen werden. In den meisten Fällen reicht dann eine genaue Beschreibung der Symptome und ein Belastungs-EKG zum Ausschluss oder zur Bestätigung der Krankheit aus. Bei unklaren Fällen ist ein Myokardszintigramm erforderlich.

• Behandlung

> ### *Akut:*

Einleitung einer Behandlung mit ASS, Betablockern und Nitropräparaten zur Anfallsbehandlung.

> ### *Langfristig:*

● Bei der Behandlung ist eine Änderung des Lebensstils von zentraler Bedeutung (weniger Stress, fettarmes Essen, mehr Bewegung; siehe ab Seite 124).

● Darüber hinaus wird die KHK medikamentös gemildert (siehe Akutbehandlung).

● Bei nicht ausreichendem medikamentösen Behandlungserfolg können verengte oder verschlossene Koronargefäße mittels Herzkatheterballon geweitet oder wieder geöffnet werden. Häufig wird auch ein Stent eingesetzt, um die Gefäßwände zu stützen und die Gefäße offen zu halten (siehe Seite 79). Alternativ, v. a. bei ausgedehnten Befunden, wird ein Bypass gelegt, um die Engstellen zu überbrücken (siehe Seite 91).

> ### *Wichtig:*

Die Diagnose einer KHK muss immer der Beginn einer Umstellung des Lebensstils sein, sofort und konsequent. Suchen Sie Unterstützung bei der Raucherentwöhnung, außerdem regelmäßige sportliche Betätigung Ihrer Wahl, Essensumstellung, Yoga, Psychotherapie.

Herzinfarkt

• Ursachen und Häufigkeit

Ein Infarkt ist das Ergebnis einer Durchblutungsstörung, die länger als 20 Minuten besteht und dazu führt, dass Muskelgewebe am Herz abstirbt. In den meisten Fällen sind Blutgerinnsel in einer arteriosklerotisch veränderten Engstelle eines Herzkranzgefäßes die Ursache. Rund 280 000 Menschen erleiden in Deutschland jährlich einen Herzinfarkt. Rund ein Drittel überlebt ihn nicht.

❗ Die wichtigsten Herzkrankheiten

• Symptome und Verlauf der Krankheit

Leitsymptom des Herzinfarkts ist ein plötzlich auftretender, anhaltender und meist starker Schmerz im Brustbereich, der in die Schultern, Arme, Unterkiefer und Oberbauch ausstrahlen kann. Er kann von Schweißausbrüchen, Übelkeit und Erbrechen begleitet sein. Ein Viertel aller Infarkte verläuft »stumm« und hat diese Symptome nicht. Auch kleinere Infarkte können über Kammerflimmern zum plötzlichen Herztod führen. Mindestens 30 Prozent der Todesfälle treten ein, bevor medizinische Hilfe einsetzen kann. Frauen haben seltener starke Schmerzen, sondern weisen eher unspezifische Symptome auf – starke Kurzatmigkeit, Übelkeit, Erbrechen oder auch Beschwerden im Oberbauch (siehe auch Tako-Tsubo-Syndrom und Seite 58/59).

• Diagnose

Die Diagnose erfolgt durch EKG, Bestimmung der Blutwerte (Creatinkinase und Troponin) und eine Koronarangiografie durch den Arzt.

• Behandlung

> *Akut:*

Bis höchstens 24 Stunden nach Schmerzbeginn sollte bei einem Herzinfarkt eine PCI mit Einsetzen eines Stents erfolgen.

> *Langfristig:*

• Abhängig vom Katheterbefund und den Beschwerden erfolgt eine PCI, Bypassoperation oder allein konservative Therapie.

• Die regelmäßige Einnahme von ASS, Stati-

nen, Betablockern, bei großem Myokardschaden auch ACE-Hemmern und Aldosteronantagonisten ist immer nötig.

• Zum Schutz vor weiteren Schäden spielt außerdem die Änderung des Lebensstils eine wichtige Rolle (siehe ab Seite 124).

> *Wichtig:*

Bei Verdacht auf einen Herzinfarkt so schnell wie möglich den Notarzt rufen, denn jede Minute zählt. Einweisung in eine Klinik mit Herzkatheterlabor erbitten, notfalls fordern! Je schneller die Durchblutung wiederhergestellt wird, umso weniger Herzmuskel wird unwiederbringlich geschädigt!

Tako-Tsubo-Syndrom

• Ursachen und Häufigkeit

Vorwiegend ältere Frauen erleiden das Tako-Tsubo-Syndrom, eine seltene, akut einsetzende und oft schwerwiegende Funktionsstörung des Herzmuskels. Die Krankheit wurde in den 90er-Jahren erstmals beschrieben. Vermutlich spielen Botenstoffe im Blut, vor allem die Stresshormone Adrenalin und Noradrenalin, eine entscheidende Rolle. 90 Prozent der Betroffenen sind Frauen. Mitte 2006 waren weltweit erst etwa 700 Patienten mit einer Tako-Tsubo-Kardiomyopathie beschrieben worden, davon etwa 400 in Japan und jeweils etwa 150 in Europa und Nordamerika. Vermutlich existiert eine weit höhere Dunkelziffer. Nach Schätzungen der Kardiologen leiden in Deutschland rund 2,5 Prozent aller Patienten mit akutem Koronarsyndrom unter einer stressbedingten Kardiomyopathie.

• Symptome und Verlauf der Krankheit

Die Symptome gleichen denen eines Herzinfarkts und treten meist unmittelbar nach einer außerordentlichen emotionalen oder körperlichen Belastung auf (»Syndrom des gebrochenen Herzens«). Das Syndrom ist lebensbedrohlich, lässt sich aber, wenn sofort eingegriffen wird, sehr gut behandeln und hinterlässt im Gegensatz zum Infarkt fast nie Schäden.

• Diagnose

Die Diagnose erfolgt durch EKG, Bestimmung der Blutwerte (Creatinkinase und Troponin), Herzultraschall und Koronarangiografie durch den Arzt.

• Behandlung

> *Akut:*

Neben überwiegender Bettruhe für einige Tage und der Gabe von Betablockern für einige Monate wird, wenn eine Herzschwäche auftritt, symptomatisch behandelt (siehe Herzinsuffizienz, Seite 118).

> *Langfristig:*

Keine, die Erkrankung heilt meist folgenlos aus.

> *Wichtig:*

Wie beim Herzinfarkt ist eine schnelle Diagnostik in einer Klinik mit einem Herzkatheterlabor wichtig, da die Beschwerden keine Unterscheidung zum Herzinfarkt ermöglichen.

Herzneurose

• Ursachen und Häufigkeit

Die auch als Herzangst oder funktionelle Herzbeschwerden bezeichnete Erkrankung ist eine Form der Angststörung, die frühkindlichen Erfahrungen mit einer dominanten überbeschützenden Mutter oder frühen Trennungen zugeschrieben wird. Etwa 15 Prozent aller Arztbesuche wegen Herzbeschwerden bei Personen meist unter 40 Jahren gehen darauf zurück. Auslöser sind meist Trennungssituationen allgemein, speziell aber Tod oder Erkrankungen nahestehender Personen.

• Symptome und Verlauf der Krankheit

Die Erkrankung äußert sich bei ängstlichen Personen in Fehldeutungen von harmlosen Pulsbeschleunigungen oder Arrhythmien und Symptomen, die einer Angina Pectoris ähneln und Panik auslösen können. Der erfahrene Arzt kann die vom Infarktpatienten (sieheTyp A-Persönlichkeit, Seite 112) sehr unterschiedliche Persönlichkeit des Patienten (ängstlich, misstrauisch, sehr informiert über das Herz und seine Krankheiten) gut unterscheiden. In einem auf technische Abklärung und Absicherung ausgerichteten Gesundheitssystem werden diese Patienten, etwa durch Herzkatheter oder Überwachung auf Intensivstationen oft in ihrer Einschätzung, organisch krank zu sein, bestärkt und sind wenig einsichtsfähig, psychotherapeutische Hilfe zu akzeptieren.

Die wichtigsten Herzkrankheiten

• Diagnose

Die Abklärung erfolgt prinzipiell wie bei einem akuten Koronarsyndrom durch EKG, Belastungs-EKG und Bestimmung der Blutwerte.

• Behandlung

> *Akut:*

• Die Beschwerden nicht bagatellisieren, sondern nach sorgfältiger physischer Abklärung die psychischen Ursachen besprechen, beruhigen und über Behandlungsmöglichkeiten aufklären.

• Eventuell ist die kurzzeitige Gabe von Betablockern angezeigt.

> *Langfristig:*

Auch langfristig ist es wichtig, immer wieder zu versuchen, zu beruhigen. Da es sich um eine Angststörung handelt, kann eine psychotherapeutische Behandlung dauerhaft Erfolg bringen.

> *Wichtig:*

Die Rolle des über alle Befunde am besten informierten Hausarztes als Beruhiger ist von großer Bedeutung, damit der Patient nicht immer wieder in den für ihn besonders schädlichen Kreislauf der Hightech-Medizin gerät.

Herzinsuffizienz

• Ursachen und Häufigkeit

Die Ursache der Herzschwäche ist eine geschädigte oder in ihrer Funktion gestörte linke Herzkammer, sei es durch den Verlust des funktionsfähigen Herzmuskels nach einem Herzinfarkt (systolische Herzinsuffizienz), sei es durch eine beeinträchtigte Füllung der linken Herzkammer wegen Überlastung bei lange bestehendem, unbehandeltem Hochdruck (diastolische Herzinsuffizienz). In beiden Fällen kann das Herz seine Funktion, den Organismus mit sauerstoffreichem Blut zu versorgen, nicht mehr ausreichend erfüllen. Es kommt zu Stauungen in den Vorhöfen, den Lungen, den Bauchorganen und den Beinen. Allgemeine Leistungsschwäche, Luftnot, niedriger Blutdruck, schneller Puls, Müdigkeit, Schlafstörungen und Flüssigkeitsansammlungen in den Beinen (Ödeme) sind die Folge. Entsprechend der weiten Verbreitung der Ursachen KHK und Hochdruck ist die Herzinsuffizienz häufig, allein in Europa sind etwa 10 Millionen Menschen betroffen, in Deutschland 1 Prozent der 45- bis 55-Jährigen, 2 bis 5 Prozent der 65- bis 75-Jährigen und schon 10 Prozent der über 80-Jährigen.

• Symptome und Verlauf der Krankheit

Die Einteilung erfolgt nach NYHA in 4 Stadien und richtet sich im Wesentlichen nach der Luftnot: keine (Stadium I), bei schwerer Belastung (Stadium II), bei leichter Belastung (Stadium III) oder bereits in Ruhe (Stadium IV). Der Verlauf ist fortschreitend, es kommt gehäuft zu Klinikaufenthalten – der häufigste Grund für Krankenhauseinweisungen in Deutschland – wegen Überwässerungen bis zum lebensgefährlichen Lungenödem mit schwerer Atemnot. Ursächlich sind mangelnde ärztliche Überwachung zur Kontrolle und Anpassung der Therapie und falsche oder unterbliebene Medikamenteneinnahme.

• Diagnose

Beschwerdebild und Untersuchung reichen für die Diagnose aus. Im EKG muss im Akutfall ein Infarkt ausgeschlossen werden. Im Röntgenbild (Brustkorb) können chronische von akuten Stauungen unterschieden werden. Unklare Befunde und Erstdiagnostik erfordern ein Echokardiogramm und die Bestimmung des BNP (B-natriuretisches Peptid), eines Blutwerts, der – im Normbereich liegend – eine Herzschwäche ausschließt.

• Behandlung

> *Akut:*

Beruhigung, Entwässerung mit Diuretika, Bettruhe und Blutdruckkontrolle sind die Maßnahmen im Akutfall. Ist der Blutdruck erhöht, sollte er vorsichtig medikamentös gesenkt werden.

> *Langfristig:*

• Bei Übergewicht kann eine Gewichtsreduktion für die Entlastung des Herzens sorgen. Um Wassereinlagerungen zu verhindern, sollten Patienten den Salzkonsum auf 3 Gramm, die Flüssigkeitsaufnahme auf 2 Liter täglich begrenzen. Nikotin und Alkohol sollten wegen ihrer toxischen Wirkung auf Gefäße bzw. Herzmuskel gemieden werden.

• Die Einnahme von ACE-Hemmern und Diuretika, nach Infarkt auch Betablocker und Aldosteronantagonisten und bei Vorhofflimmern auch Digitalis ist erforderlich.

• Regelmäßige Kontrolle der Blutsalze, der Nierenfunktionswerte und des Blutdrucks.

• Für die Behandlung der wissenschaftlich relativ neuen Form der diastolischen Herzinsuffizienz (HF-PEF) konnte sich bisher keine eigenständige medikamentöse Therapie durchsetzen. Sie wird behandelt wie die systolische Herzinsuffizienz mit reduzierter Auswurfleistung der linken Kammer.

> *Wichtig:*

Das Spektrum der Medikamente ist nicht groß. Umso wichtiger ist die regelmäßige Einnahme und Kontrolle der richtigen Dosierung, angepasst an die Nierenfunktion bei Digitalis, einschleichend, d. h. langsame Dosiserhöhung, bei Betablockern und ACE-Hemmern (bis zur höchsten vom Patienten vertragenen Dosis).

Schlaganfall und TIA

• Ursachen und Häufigkeit

Ein Schlaganfall ist eine akute Durchblutungsstörung des Gehirns, die entweder durch ein Blutgerinnsel (Thrombose), eine Embolie bei Vorhofflimmern oder durch ein geplatztes Gefäß und anschließende Blutung ausgelöst wurde. Unter einer Minderdurchblutung leiden in Deutschland jährlich 160 bis 240 Menschen, an Hirnblutungen 24 je 100 000 Einwohnern. Treten die Symptome nur kurzzeitig und vorrübergehend auf, spricht man von einer transienten ischämischen Attacke (TIA). Schlaganfälle gehören zu den häufigsten Erkrankungen in Deutschland und sind mit rund 8 Prozent der Todesfälle die dritthäufigste Todesursache. Darüber hinaus ist der Schlaganfall die häufigste Ursache für mittlere und schwere Behinderung. Ein Drittel der Patienten leidet nach dem Schlaganfall unter Depressionen.

Die wichtigsten Herzkrankheiten

• Symptome und Verlauf der Krankheit

Halbseitige Lähmungen und Sprachstörung sind Anzeichen für einen Schlaganfall. Durch Rehabilitations- und Logopädiemaßnahmen ist eine mehr oder weniger komplette Ausheilung möglich, vor allem wenn eine schnelle Akuttherapie stattgefunden hat.

• Diagnose

Mit der körperlichen Untersuchung, einem CT, einem Angio-CT und eventuell einer MRT kann der Arzt die Diagnose stellen.

• Behandlung

> *Akut:*

Gerinnselauflösende Therapie ist nur bei schneller Einweisung und Blutungsausschluss möglich.

> *Langfristig:*

• Bei Verdacht auf Vorhofflimmern erfolgt die Gabe von Antikoagulanzien einige Wochen nach dem Schlaganfall, ansonsten ASS.

• Eventuell ist die echokardiografische Untersuchung zum Ausschluss einer Kurzschlussverbindung auf Vorhofebene erforderlich.

> *Wichtig:*

• Die schnellstmögliche Einweisung in eine Klinik mit »stroke unit«, einer Spezialstation für Schlaganfälle (engl. stroke = Schlaganfall), stellt die optimale Behandlung sicher.

• Wichtigste Vorbeugung sind ein gut eingestellter Blutdruck und eine sorgfältige Antikoagulation bei Vorhofflimmern. Spätestens nach einer TIA sollte Vorsorge für Hilfe (Nach-

barn, Notfalltelefon) getroffen werden, da bei einem Schlaganfall Hilflosigkeit eintreten kann.

Vorhofflimmern

• Ursachen und Häufigkeit

Wenn die Erregungsbildung und -leitung im Herzmuskel gestört ist, kommt es zu Arrhythmien, einem unregelmäßigen Herzschlag. Solche Herzrhythmusstörungen können unterschiedliche Bereiche des Herzens betreffen (Vorhof, Kammer, Leitungsbahnen). Die Ursachen dafür können angeboren sein (z. B. überzählige Leitungsbahnen) oder krankheitsbedingt (nach Infarkt oder Entzündungen). Auch Störungen der Schilddrüsenfunktion, des Kalium-Kalzium-Haushalts oder psychische Faktoren können eine Rolle spielen. Es gibt harmlose Formen, die bei Gesunden nicht behandelt werden müssen. Bösartige Varianten werden medikamentös oder durch einen implantierten Defibrillator, der im Krisenfall Stromstöße abgibt, behandelt. Über Katheter können Nervenbahnen verödet werden (Ablation). Die häufigste risikoreiche Herzrhythmusstörung ist das Vorhofflimmern, wenn die Vorhöfe vorübergehend oder nachhaltig nicht mehr koordiniert arbeiten. Etwa 300 000 Menschen leiden in Deutschland daran.

• Symptome und Verlauf der Krankheit

70 Prozent der Attacken werden nicht bewusst wahrgenommen. Die Betroffenen klagen höchs-

tens über einen plötzlichen Leistungsknick, Müdigkeit, ein Herzstolpern oder Schlafstörungen. Das Vorhofflimmern ist verbunden mit einem erhöhten Risiko für Schlaganfälle, weil das Blut nicht regelmäßig weitergepumpt wird, sondern Wirbel mit der Gefahr von Gerinnseln bildet. Unbehandelt ist die Sterblichkeit erhöht.

• Diagnose
Ein EKG oder Langzeit-EKG gibt dem Arzt Aufschluss über Vorhofflimmern.

• Behandlung
> Akut:
• Betablocker und Flecainid senken die Herzfrequenz bzw. können den Rhythmus normalisieren.
• Bei starker Beeinträchtigung erfolgt die elektrische Kardioversion mit einem Defibrillator.
• Bei über 24 Stunden zurückliegendem Beginn erfolgt zunächst eine Blutverdünnung mit Heparin und Marcumar®, später eventuell eine Kardioversion.

> Langfristig:
Wie akut. Wenn mit Betablocker und Digitalis keine ausreichende Frequenzsenkung erreicht wird, kann eine Behandlung mit Amiodaron oder Dronedaron zur Frequenzsenkung oder Regularisierung des Herzrhythmus oder bei Erstdiagnose eine elektrische Kardioversion versucht werden. Nur bei schwerer Beeinträchtigung im Alltag ist eine Katheterablation nötig.

> Wichtig:
Ruhe bewahren! Bei Vorhofflimmern ist die medikamentöse Pulsverlangsamung und Behandlung mit Marcumar® (oder NOAKs) entscheidend, nicht die Beseitigung der Rhythmusstörung. Unbehandeltes oder unerkanntes Vorhofflimmern ist eine wichtige und meist vermeidbare Ursache für Schlaganfälle!

Bluthochdruck

• Ursachen und Häufigkeit
30 bis 45 Prozent der europäischen Bevölkerung leidet unter Bluthochdruck (Hypertonie), einem erheblichen Risikofaktor für Herz- und Gefäßkrankheiten sowie Schäden an der Niere und an der Netzhaut des Auges. Deutschland führt die Rangliste der Länder mit den meisten Bluthochdruckkranken an und steht auch bei der Sterblichkeit durch Schlaganfall an der Spitze.

Mit steigendem Lebensalter nimmt die Häufigkeit des Bluthochdrucks stark zu. Bei den über 60-Jährigen weist nur noch etwa jeder Vierte normale Blutdruckwerte auf. In der Altersgruppe der 25- bis 29-Jährigen ist der Druck in den Gefäßen bei etwa jeder zehnten Frau und etwa jedem vierten Mann zu hoch. Während unter den Jugendlichen mehr Männer von Bluthochdruck betroffen sind, überwiegen bei den 60-Jährigen die Frauen im Verhältnis von vier zu drei. Jeder fünfte Mitteleuropäer hat einen stark erhöhten systolischen Blutdruck von über 160 mmHg, bei den über 80-Jährigen liegt dieser Anteil sogar bei 30 Prozent. Bluthochdruck ist einer der häufigsten Gründe, den Hausarzt aufzusuchen.

Die wichtigsten Herzkrankheiten

Verhärtungen der Gefäße durch Arteriosklerose, Rauchen oder Stress zählen zu den Ursachen. Stress bei der Arbeit ist ein wichtiger Risikofaktor: Von Arbeitenden (Durchschnittsalter 44 Jahre) hatten nur 36 Prozent einen normalen Blutdruck, von den 64 Prozent Hochdruckkranken hatten unter blutdrucksenkender Therapie nur 7,5 Prozent die angestrebten Blutdruckwerte.

• Symptome und Verlauf der Krankheit

Zu Beginn verursacht der erhöhte Blutdruck keine nennenswerten Symptome, was ihn besonders gefährlich macht. Kopfschmerzen und Druck auf den Augen können Hinweise sein. Der Verlauf ist immer chronisch. Selbst Gewichtsabnahme und sportliches Training verbessern die Werte meist nur so gering, dass trotzdem medikamentöse Behandlung nötig bleibt.

• Diagnose

Regelmäßige Blutdruckmessung bei jedem Arztbesuch und im Verdachtsfall Langzeitblutdruckmessung und Echokardiografie, um Veränderungen der Herzdicke zu erkennen, die auf eine bereits länger bestehende Hypertonie hinweisen.

• Behandlung

> *Akut:*

• Im Akutfall erfolgt eine medikamentöse Einstellung mit langsamer Steigerung der Anzahl und Dosis der Präparate, Beginn mit ACE-Hemmern (bei Unverträglichkeit AT-I-Antagonisten) oder mit Kalziumantagonisten.

> *Langfristig:*

• Die langfristige Behandlung von Bluthochdruck entspricht der Akutbehandlung. Zusätzlich gilt es, Stress zu vermeiden, den Lebensstil zu überprüfen und gegebenenfalls zu ändern (siehe ab Seite 124).

• Über viele Jahre galt die Empfehlung der Fachgesellschaften, jeden Blutdruck über 140 mmHg (systolisch = beim Einströmen des Blutes in die Schlagadern) und 90 mmHg (diastolisch = in den Pausen, in denen die linke Kammer sich entspannt und neu mit Blut füllt) als überhöht zu betrachten und zu senken, meistens medikamentös. Bei Hochrisikopatienten sollte sogar auf systolische Blutdruckwerte unter 130 mmHg abgesenkt werden. Im Jahr 2013 wurde diese Leitlinie differenziert und ein Wert von 140/90 mmHg für fast alle Patienten festgelegt, auch für solche mit einem hohem Risiko.

• Die Katheterbehandlung mit Denervierung an den Nierenarterien (RDN = Renale Denervierung) sollte nur bei Patienten angewendet werden, die auf alle konservativen Versuche, den Blutdruck effektiv zu senken, nicht ansprechen.

> *Wichtig:*

• Ein Blutdruckwert von 140/90 mmHg gilt für alle Patienten. Lediglich bei über 80-Jährigen können Werte bis 150 mmHg systolisch toleriert werden. Diabetiker sollten diastolisch bei einem Wert von 85 mmHg liegen.

• Die tägliche Blutdruckselbstkontrolle mit Geräten mit Oberarmmanschette (Messung am Handgelenk unsicher!) sollte für Bluthochdruckpatienten unbedingt zur Gewohnheit werden.

Herzmuskelentzündung

• Ursachen und Häufigkeit

Viren, seltener auch Bakterien oder Abbauprodukte von Medikamenten können eine Entzündung des Herzmuskels auslösen. Zusätzlich kann auch der Herzbeutel von der Entzündung betroffen sein (Perimyokarditis).

• Symptome und Verlauf der Krankheit

Es gibt neben unspezifischen Anzeichen mit Leistungsabfall, wie sie bei einem grippalen Infekt oder anderen fiebrigen Infektionskrankheiten vorkommen, keine typischen Symptome. Nicht selten wird eine Herzmuskelentzündung deshalb übersehen oder zu spät diagnostiziert. Das wird vor allem dann gefährlich, wenn während der Krankheit sportliche Höchstleistungen vollbracht werden. Bei jungen Menschen, die plötzlich – meist in Ausübung eines Leistungssports – verstarben, hat man bei etwa 10 Prozent eine Herzmuskelentzündung als Ursache festgestellt. Etwa die Hälfte bis zwei Drittel der Patienten erholt sich vollständig von der Erkrankung. Die übrigen Betroffenen behalten Funktionsstörungen, in 20 Prozent bis hin zu schweren Beeinträchtigungen der Herzmuskelleistung.

• Diagnose

Bestimmung von Blutwerten (Creatinkinase, Toponin, Entzündungswerte) EKG, Echo, evtl. MRT. Bei erheblichen Beschwerden und/oder Einschränkungen der Pumpleistung ist immer eine Herzkatheteruntersuchung durchzuführen mit Biopsien aus rechter oder linker Herzkammer.

• Behandlung

> *Akut:*

● Im Akutfall ist überwiegend Bettruhe zu halten, bei nicht eingeschränkter Pumpleistung des Herzens nur für wenige Tage.

● Bei Zeichen der Herzschwäche erfolgt eine symptomatische Behandlung (siehe Herzinsuffizienz). Bei eingeschränkter Pumpleistung wird immer eine Myokardbiopsie durchgeführt, da bei bestimmten Virusinfektionen (Entero- und Adenoviren, Riesenzell-, Eosinophile- und Lymphozytäre Myokarditis) eine abhängig vom Biopsiebefund immunsuppressive oder antivirale Behandlung die einzige Möglichkeit ist, einen Myokardschaden zu verhindern.

> *Langfristig:*

● Vermeiden jeglicher sportlicher Belastungen für drei Monate.

● Regelmäßige echokardiografische Kontrollen, v. a. bei grippalen Infekten, sollten erfolgen. Bei komplizierten Verläufen Biopsiekontrollen.

> *Wichtig:*

● Die diagnostische und therapeutische Expertise für die Erkrankung ist in Deutschland sehr unausgeglichen. Wenn eine Biopsie gemacht wird, unbedingt darauf achten, dass die Untersuchung des Materials in einem darauf spezialisierten Labor erfolgt! Gewebeuntersuchung reicht nicht, immer ist eine immunhistologische und virale Diagnostik zwingend!

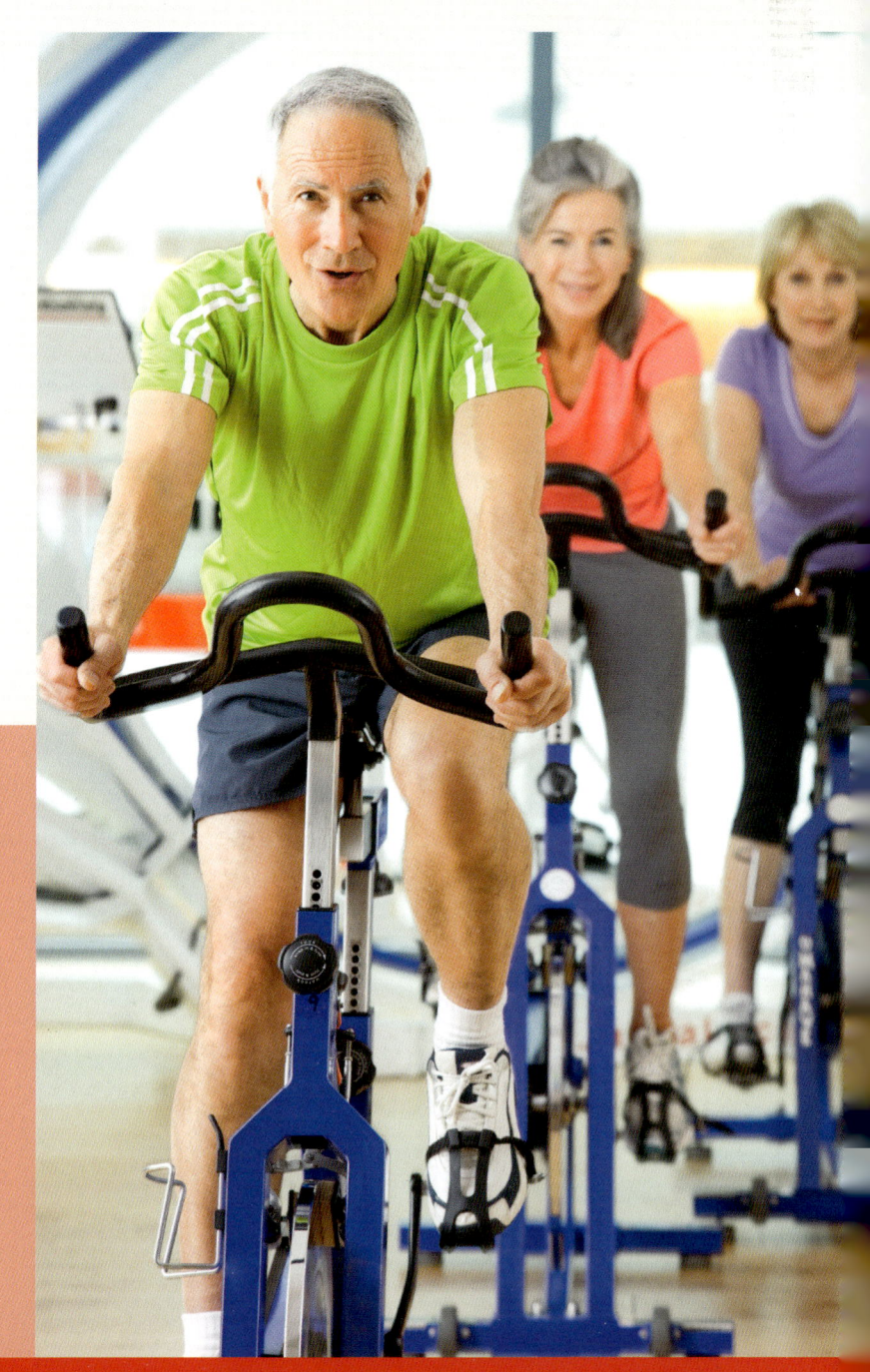

Das Herz heilen statt reparieren

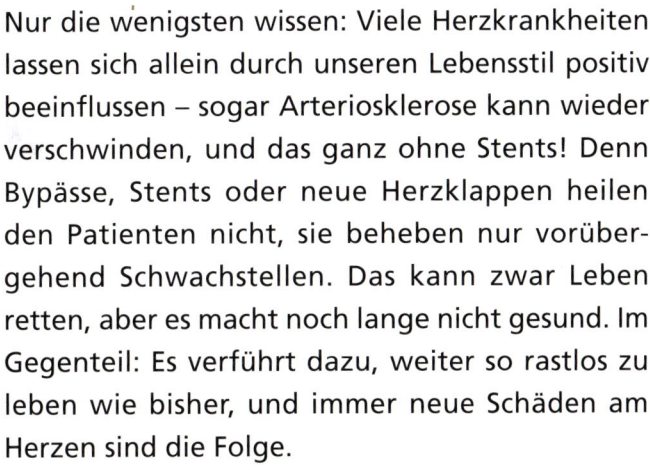

Nur die wenigsten wissen: Viele Herzkrankheiten lassen sich allein durch unseren Lebensstil positiv beeinflussen – sogar Arteriosklerose kann wieder verschwinden, und das ganz ohne Stents! Denn Bypässe, Stents oder neue Herzklappen heilen den Patienten nicht, sie beheben nur vorübergehend Schwachstellen. Das kann zwar Leben retten, aber es macht noch lange nicht gesund. Im Gegenteil: Es verführt dazu, weiter so rastlos zu leben wie bisher, und immer neue Schäden am Herzen sind die Folge.

Das Herz heilen statt reparieren

»Was machen Sie mit einem 58-jährigen Patienten, der in ihre Praxis kommt und über Herzschmerzen klagt?«

Diese Frage habe ich meinen Studenten im Seminar immer wieder gestellt. Fast immer war die Antwort: ein EKG. Es ist erschütternd, wie gefangen bereits Studenten in einer Macher- und Apparatemedizin sind. Die Kunst, eine Anamnese, die Krankengeschichte, zu erheben, zu fragen und sensibel zuzuhören geht verloren.

Auch wenn viele Menschen sehr wohl das unbestimmte Gefühl haben, dass ihre Lebensumstände, Ärger oder Verzweiflung eine Rolle bei ihren Beschwerden spielen, so werden sie doch nur dann darüber reden, wenn sie danach gefragt werden. Wer nicht fragt, bekommt keine Antworten. Für den Patienten wird dann eben auch nur das wichtig, was thematisiert wird – Blutwerte und EKG-Befunde. Vieles bleibt ungesagt und unbeachtet.

Auf diese Weise hat sich die Kardiologie von der ärztlichen Kunst weg zu einer Reparaturindustrie entwickelt. In der Akutmedizin können wir wahre Wunder wirken. Aber in der Prävention und der langfristigen Behandlung chronischer Herzkrankheiten liegt vieles im Argen. Denn 90 Prozent der Faktoren, die das Herz krank machen, sind in unserem Lebensstil begründet. Wenn es uns als Ärzten gelänge, hier anzusetzen und gemeinsam mit dem Patienten dessen eigene Ressourcen zur Heilung zu mobilisieren – das erst wäre eine Herzmedizin, die ihren Namen verdient.

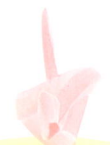

90 Prozent der Faktoren, die das Herz krank machen, sind in unserem Lebensstil begründet.

Vom Mythos zur Wissenschaft

In allen Mythologien der Welt steht das Herz im Zentrum des Lebens. Bereits unser Sprachgebrauch zeigt, wie eng es mit unserer Gefühlswelt verbunden ist: Es kann versteinern oder übergehen, bluten oder brennen, schwer werden oder jubilieren. »Kein anderer Teil des Organismus«, schreibt der SPIEGEL, »hat einen symbolischen Mehrwert, der auch nur annähernd vergleichbar wäre.« Das Herz sei »das universale Sinnbild des Menschen«.

In der ägyptischen Mythologie galt das Herz als Sitz des Göttlichen im Menschen, Ort von Seele und Vernunft und wurde als einziges Organ in den Sarkophag gelegt, das Gehirn galt damals als unwichtig. Ein Papyrus aus dem »Ägyptischen Totenbuch« (ca. 1200 Jahre vor Christus) zeigt ein Herz auf einer Waagschale, das mit einer Feder auf der anderen aufgewogen wird. Die Feder war im alten Ägypten Symbol für Wahrheit, in dem umfassenden Sinn von dem, »was richtig ist«. Mit Herz und Wahrheit im Gleichgewicht konnte ein gutes und langes Leben erwartet werden.

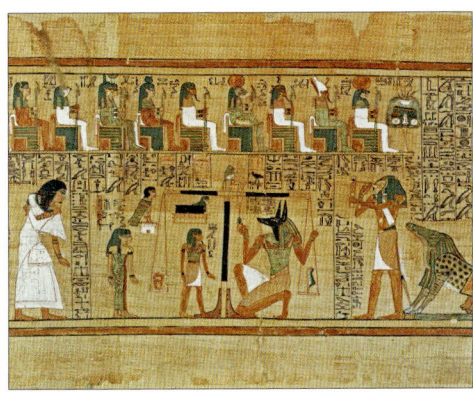

Der persische Philosoph Abu Hamid al-Gazali (1058–1111) schrieb im Mittelalter, dass das Herz das wahre Wesen des Menschen bezeichne, »nicht aber jenes Stück Fleisch, das in der linken Seite deiner Brust sitzt«. Dann aber, in der Renaissance, kam die Entdeckung, dass das Herz den Blutkreislauf antreibt, und Descartes beschrieb den Körper als Maschine (siehe Seite 22). Das war die Geburtsstunde der seelenlosen Kardiologie: Das Herz wurde zum Hohlmuskel, der auf technische Weise pumpt oder versagt, depolarisiert oder fibrilliert, aber auch repariert werden kann.

Das altägyptische Ani-Papyrus zeigt, wie ein Totengericht das Herz als Sitz der Seele gegen eine Feder aufwiegt.

Von Heilung ist in diesem Zusammenhang kaum mehr die Rede. Zu Unrecht, denn die modernste Forschung zeigt, wie viel Wahres an der Intuition der alten Kulturen war. Nicht nur in der Rehabilitation, sondern auch in der Psychosomatik und in der Psychoneuroimmunologie, einer Querschnittsdisziplin zwischen Hirn- und Stressforschung, bekommt das Herz wieder einen Stellenwert, der über die technische Analyse hinausgeht. Stattdessen wird deutlich, was alles auf die Gesundheit des Herzens einwirkt und wie stark wir als Menschen Einfluss darauf nehmen können. Wir können sogar, wenn wir das wirklich wollen, die Arteriosklerose in unseren Adern abbauen. Wie das geht und welche große Rolle dem Lebensstil dabei zukommt, lesen Sie in den folgenden Abschnitten.

Der Einfluss von Psyche und Lebensstil

Namhafte deutsche Psychokardiologen und Psychosomatiker veröffentlichten im Jahr 2013 ein Positionspapier, das gesicherte Fakten über die Bedeutung psychosozialer Faktoren in der Kardiologie nannte und wieder einmal dazu aufforderte, diesen weit stärker als bisher Rechnung zu tragen.

Im Jahr 2012 hatten bereits neue europäische Leitlinien zur Prävention die lange bekannten Ursachen von koronarer Herzkrankheit und Hochdruck – falsche Ernährung, Übergewicht, körperliche Inaktivität, Rauchen – erneut bestätigt. Auch für den Einfluss seelischer und sozialer Faktoren gibt es immer präzisere Erkenntnisse. Wir wissen längst, dass Armut und geringe Bildung krank machen, auch Arbeit, die keine Wertschätzung erfährt, Feindseligkeit, Einsamkeit und fehlende soziale Unterstützung. Aber wir tun viel zu wenig dagegen.

Leider sind die therapeutischen Erfolge von Veränderungen des Lebensstils noch nicht ausreichend dokumentiert. Die Kehrseite der evidenzbasierten Medizin ist eben, dass nur noch Studien mit mehreren Tausend Patienten Anerkennung finden. Individuelle Lebensbedingungen lassen sich nicht leicht in so großen Studien erfassen. Und vor allem finden sich nur sehr schwer Sponsoren, die bereit wären, solche Langzeitbeobachtungen ohne Aussicht auf Gewinne in der Zukunft zu bezahlen. Trotzdem gibt es in der Folge der legendären Framingham-Studie (siehe Seite 30) einige langfristig angelegte Untersuchungen, die zu eindeutigen Ergebnissen kommen. Und die sich sehr wohl auszahlen. Für die Patienten.

Wir wissen längst, dass Armut und geringe Bildung krank machen, auch Arbeit, die keine Wertschätzung erfährt, Feindseligkeit, Einsamkeit und fehlende soziale Unterstützung. Aber wir tun viel zu wenig dagegen.

Herzgesunde Kost

In der Lyon-Diet-Heart-Studie konnte in den 90er-Jahren bestätigt werden, dass die Zufuhr von pflanzlichen Omega-3-Fettsäuren aus Rapsöl, Nüssen und anderem gemeinsam mit dem Verzehr von viel frischem Gemüse und Obst das Risiko für kardiale Ereignisse deutlich senkt. Das Gleiche gilt für die ähnlich linolsäurereiche Ernährung, die in der Indo-Mediterranean Heart Study wenige Jahre später untersucht wurde. Diese herzgesunde Kost, die in der Öffentlichkeit als »Mittelmeer-Diät« bekannt wurde, wirkt positiv auf den Cholesterinwert, wirkt Rhythmus-

Herzgesunde Ernährung

Die aktuellen Empfehlungen zu herzgesunder Ernährung, die auf den Leitlinien der European Society of Cardiology (ESC) zur kardiovaskulären Prävention (2012) basieren, lassen sich so zusammenfassen:

- Über-, aber auch Untergewicht sollte vermieden werden (ständige Anläufe zum Abnehmen zum Beispiel erhöhen das Risiko für eine Herz-Kreislauf-Erkrankung). Richtmaß ist ein Body-Mass-Index zwischen 22 und 25 kg/m^2 (BMI = Körpergewicht in kg/Größe in m^2). Besonders risikoreich ist Bauchfett wegen seiner Nähe zu den inneren Organen (Embolierisiko). Der Taillenumfang soll bei Männern 94 cm und bei Frauen 80 cm nicht überschreiten. Gemessen wird am besten stehend vor dem Frühstück zwischen dem unteren Rippenbogen und der Oberkante des Hüftknochens (Beckenkamm).
- Der Anteil gesättigter Fettsäuren (in Fleisch, Wurst, Butter, Sahne, Käse und in gehärteten Fetten wie Kokosfett) sollte drastisch reduziert werden. Der Ersatz gesättigter Fette durch vielfach oder einfach ungesättigte Fette ist effektiver als der Ersatz durch Kohlenhydrate.
- Essen Sie nicht mehr als zwei- bis dreimal wöchentlich Fleisch, wenn Sie nicht vegetarisch leben wollen, und meiden Sie Wurst, die viel verstecktes Fett enthält, etwa Leberwurst, Wiener Würstchen oder Salami. Käse sollte nicht mehr als 30 Prozent Fett i. Tr. enthalten.
- Essen Sie Fisch, wobei Seefisch zwar häufig fetter ist (mehr Kalorien), aber herzgesunde Omega-Fettsäuren enthält.
- Meiden Sie Transfettsäuren. Sie entstehen durch den Verarbeitungsprozess in industriell hergestellter Fertignahrung, auch in Margarine.
- Essen Sie viel Obst und Gemüse. Empfohlen sind jeweils 200 Gramm Obst und Gemüse pro Tag, das entspricht zwei bis drei Portionen.
- Ersetzen Sie Weißmehlprodukte durch Vollkornprodukte. Die enthaltenen Ballaststoffe senken den Cholesterinspiegel. Außerdem enthalten pflanzliche Lebensmittel viele verschiedene sogenannte sekundäre Inhaltsstoffe, die besonders gesund sind.
- Trinken Sie Alkohol nur in Maßen: Bei Männern sollte es nicht mehr als 1/2 Liter Bier oder ein 1/4 Liter Wein täglich sein, bei Frauen (wegen ihrer geringeren Leberkapazität) höchstens die Hälfte.
- Kochsalz sollten Sie auf 5 Gramm (etwa 1 Teelöffel), noch besser auf 3 Gramm reduzieren. Im Schnitt verwenden wir 10 Gramm täglich – ein guter Anfang ist, nie nachzusalzen. Fertignahrungsmittel enthalten viel verstecktes Salz, zum Beispiel Gemüsekonserven, Fertigpizzas und Wurst.
- Am besten umsetzen lassen sich die Empfehlungen mit der Mittelmeerkost: Die fleischarme Ernährung, reich an frischem Obst und Gemüse und mit Fisch und wertvollen pflanzlichen Ölen ist besonders herzgesund. Ergänzt durch vollwertige Getreide ist die »mediterrane Vollwertkost« die einzige Ernährungsform, deren Nutzen für das Herz (aber auch generell für die Gesundheit) wissenschaftlich nachgewiesen ist.

störungen entgegen und schützt die Gefäße. Das wurde erneut bestätigt in der EPIC-Studie (European Prospective Investigation into Cancer and Nutrition), die an 30 000 italienischen Frauen und über acht Jahre den Zusammenhang zwischen Ernährung und Krebs untersuchte. Als angenehmer Nebeneffekt der EPIC-Studie stellte sich heraus, dass die Gruppe derjenigen mit hohem Gemüseverzehr ein 40 Prozent geringeres Risiko für eine Herz-Kreislauf-Erkrankung hatte. Gemüse und Obst reduzieren deutlich die Entzündungsbereitschaft des Körpers. Sie reduzieren die Menge des C-reaktiven Proteins (CRP), eines Risikofaktors für Herzinfarkt, Schlaganfall, arterielle Verschlusskrankheiten, gefäßbedingte Todesfälle wie auch Tumoren.

Eine 2001 veröffentlichte Untersuchung der Harvard Medical School an über 15 000 Männern im Verlauf von zwölf Jahren zeigte, dass der Verzehr jeder zusätzlichen Portion Gemüse pro Tag das Erkrankungsrisiko um jeweils 17 Prozent absenkte. Dasselbe Team kam zu ähnlichen Ergebnissen im Rahmen der Nurses' Health Study, in der über mehrere Jahrzehnte über 70 000 Krankenschwestern in den USA überwacht wurden. Dabei stellte sich heraus, dass sich nicht nur die Fettreduktion, sondern vor allem auch der erhöhte Ballaststoffanteil in der Nahrung positiv auf das Herz-Kreislauf-System auswirken.

Andere groß angelegte Studien bestätigen, dass Lycopen, der rote Farbstoff in Obst und Gemüse, zum Beispiel in Tomaten, herzprotektiv wirkt. Das gilt auch für Carotinoide, rotgelbe Farbstoffe, die als Bestandteil von Obst und Gemüse der Arteriosklerose entgegenwirken. Mehrere Studie zeigen, dass das Schlaganfallrisiko durch Vitamin-C-reiche Kost gesenkt werden kann. Insbesondere die Kohlgewächse scheinen Schlaganfall vorzubeugen. Andere sekundäre Pflanzeninhaltsstoffe wie die Flavonoide helfen, einem

Blutfette

Entscheidend für die Gefährlichkeit der Blutfette ist nicht das Gesamtcholesterin, sondern allein das LDL. Dieses »low-density lipoprotein« führt zur Bildung gefährlicher Plaques an den Gefäßwänden. HDL, das »high-density lipoprotein« ist dagegen herzschützend, denn die Gefäßwände benötigen ein gewisses Maß an Fett, um elastisch zu bleiben.

Bis vor Kurzem galt: Der LDL-Gehalt im Blut sollte bei Herzrisikopatienten unter 100 mg/dl und bei besonders gefährdeten Patienten sogar unter 70 mg/dl liegen. Wichtiger als ein Zielwert ist die Behandlung bestimmter Krankheitsgruppen (siehe Seite 102–103).

Herzinfarkt vorzubeugen. Einige Lebensmittel wirken speziell positiv auf den Blutfettspiegel, darunter Knoblauch, Mandeln, Walnüsse, Hafer, Rotwein (in Maßen) und grüner Tee. Die Empfehlung, Fischölkapseln (Omega-3-Fettsäuren) einzunehmen, statt Seefisch zu verzehren – zur Reduzierung der Überfischung und Reduktion von Schwermetallen in der Nahrung ein logischer Ansatz –, ist seit einer jüngsten Langzeitstudie wieder ins Wanken gekommen und lässt sich nicht eindeutig belegen.

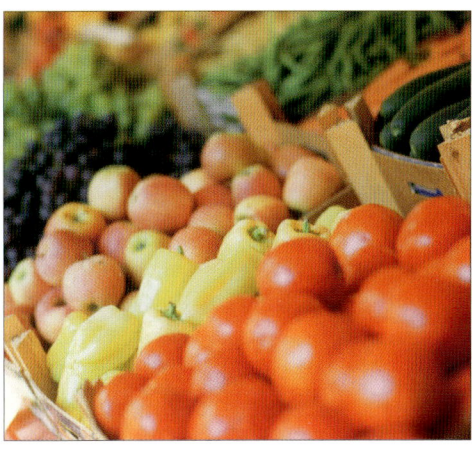

Reichlich Obst und Gemüse sind die Basis einer herzgesunden Ernährung – sie liefern viele »Schutzstoffe«.

Bewegung lohnt sich

Übergewicht lässt sich am leichtesten und schonendsten durch Bewegung abbauen. In den vergangenen zwei Jahrzehnten hat die Sportmedizin gezeigt, wie breit das positive Spektrum von körperlicher Aktivität ist. Sie wirkt nicht nur Übergewicht entgegen, sondern stärkt auch unmittelbar das Herz-Kreislauf-System. So zeigen Studien, dass bereits 20 Minuten Fahrradfahren täglich, im Freien oder auf einem Ergometer, bei einer stabilen Angina Pectoris mehr bewirken als eine Gefäßerweiterung durch Ballon oder Stent. Bewegung senkt außerdem das Krebsrisiko und wirkt Depression und Unruhe entgegen.

Welche Art von Bewegung Sie für sich auswählen, hängt davon ab, was Sie am besten langfristig in Ihren Alltag integrieren können. Am besten geeignet sind Ausdauersportarten wie Laufen, Schwimmen, Radfahren oder Nordic Walking. Auch mehrere kürzere Bewegungseinheiten am Tag sind wirksam, wie Studien zeigen. Bauen Sie Bewegung in Ihren Alltag ein, indem Sie Treppen steigen anstatt die Rolltreppe zu nehmen, mehr zu Fuß gehen oder das Fahrrad benutzen, Besprechungen statt im Sitzen bei einem Spaziergang erledigen.

Für Herzpatienten und solche, die gerade einen Eingriff hinter sich gebracht haben, gelten Einschränkungen, die Sie am besten direkt mit Ihrem Arzt besprechen. Zusammengefasst lässt sich festhalten: Mangelnde körperliche Aktivität ist einer der Hauptrisikofaktoren für Ihr Herz. Bewegung lohnt sich: Schon ein geringes Mehr an Aktivität, regelmäßig ausgeübt, nützt. Aber: Nur die Hälfte der Betroffenen hält diese lebensrettende Empfehlung ein.

Risikofaktor Rauchen

Einer der größten »Killer« der Menschheit ist das Rauchen. Wer 60 Jahre alt ist und raucht, hat ein doppelt so hohes Risiko, an einem tödlichen Leiden zu erkranken! Freie Radikale aus dem Zigarettenrauch blockieren direkt das Stickstoffmonoxid (NO) der Gefäßzellen, das diese vor Ablagerungen von Gerinnseln und Fetten normalerweise schützt. Der oxidative Stress ist auch für die krebslauslösenden DNA-Schäden verantwortlich. Außerdem sind die Schadstoffe giftig für die Menschen in der Umgebung (Passivrauchen).

Das erfolgreiche Abgewöhnen ist die insgesamt wirkungsvollste und kostengünstigte Maßnahme der Prävention. Aber sicher auch eine der schwierigsten: Im Zeitraum eines Jahres haben Entwöhnungsprogramme mit Medikamenten und unter Begleitung des Arztes zwar eine Erfolgsrate von 30 Prozent. Aber das ist nicht allzu viel, wenn man die lebenslange Versuchung bedenkt, mit dem Rauchen wieder anzufangen.

 # Welche Rolle spielen die Gene?

Erbfaktoren spielen eine Rolle bei der Entstehung von Herz-Kreislauf-Erkrankungen, wobei sich den Genen keine präzisen Auswirkungen zuschreiben lassen. Im Jahr 2013 waren insgesamt 23 Orte im Genom bekannt, die bei ihren Trägern das Risiko erhöhen, eine koronare Herzkrankheit oder einen Infarkt zu bekommen. Nur eine Minderheit wirkt über bekannte Risikofaktoren wie LDL-Cholesterin, während die meisten über bislang unbekannte Mechanismen wirken.

In die zugrunde liegende Metaanalyse unter Leitung des Helmholtz-Zentrums München aus dem Jahr 2011 wurden 14 deutsche, europäische und amerikanische Studien mit mehr als 22 000 Krankheitsfällen und nahezu 65 000 Kontrollen an Gesunden einbezogen – das ist bisher die weltweit größte Studie dieser Art.

Die Bedeutung der Prävention

Die Heilkunst hat sich in der Neuzeit so sehr zur Apparatemedizin gewandelt, dass die Vorsorge gegenüber Leiden und Krankheit, die vielleicht wichtigste Säule der klassischen Medizin, im 20. Jahrhundert erst wieder neu erfunden werden musste. Im Jahr 1954 jedenfalls, beim Weltkongress der Kardiologie in Washington, kam das Wort Prävention in keiner einzigen der Veranstaltungen vor.

Das hat sich dann rasch geändert, denn im führenden Wohlstandsstaat der Welt machten die veränderten Lebensbedingungen nach dem Ende des Zweiten Weltkriegs – Über- und Fehlernährung, Automatisierung bei gleichzeitiger Abnahme von Bewegung und wachsender Stress – Herzerkrankungen rasch zu einem Volksleiden, das galoppierend um sich griff. In Europa hatte der Wiener Arzt Wilhelm Raab schon in den 30er-Jahren einen Zusammenhang zwischen dem Verzehr von Fett und Arteriosklerose postuliert, aber die Beweise dafür fehlten noch.

Die Heilkunst hat sich in der Neuzeit so sehr zur Apparatemedizin gewandelt, dass die Vorsorge gegenüber Leiden und Krankheit im 20. Jahrhundert erst wieder neu erfunden werden musste.

Ein gesamtgesellschaftliches Thema

Der Begriff »Risikofaktor« kam in der Medizin zum ersten Mal in der Verbindung mit der koronaren Herzkrankheit auf – im Jahr 1961 im Zusammenhang mit der legendären Framingham-Studie, von der bereits die Rede war (siehe Seite 30). In den folgenden Jahren wurde immer deutlicher, dass Prävention keine Sache für einzelne, besonders empfindliche Randgruppen war, sondern im Gegenteil auf die gesamte Gesellschaft zielen müsse, falls sie erfolgreich sein wolle. Man begann, die zu Untersuchenden in einzelne Kohorten aufzuteilen, die dann anschließend miteinander verglichen wurden. In einem nächsten Schritt testete man verschiedene Maßnahmen, um Risiken auszuschließen und die Gesundheit zu bewahren.

Präventionsstrategien sind bis heute ein umstrittenes Feld, da die möglichen Nebenwirkungen jeder Maßnahme in Rechnung gestellt werden müssen. Sollen möglichst viele Menschen

präventiv = önleyici
phänomen = fenomen, görüngü
phänomal = eşsiz

Cholesterinsenker nehmen – wie das für die Statine in den USA gerade propagiert wird? Oder soll man die Gabe auf Risikogruppen beschränken, zumal es Anzeichen dafür gibt, dass ein sehr niedriger Cholesterinspiegel die Krebsgefahr erhöht? Medikamente, die Wirkung haben, haben immer auch Nebenwirkungen – also müssen auch bei einer Prävention, wenn sie auf chemische Wirkstoffe zurückgreift, Vor- und Nachteile miteinander abgewogen werden. Zumal die Therapietreue eines der größten Probleme in der Medizin bleibt: Ein Jahr nach einem Infarkt nimmt nicht einmal jeder Zweite noch die erforderlichen Medikamente wie Statine, Betablocker und Hochdruckmittel ein. Bei der empfohlenen Ernährungsumstellung, der Gewichtsabnahme und der körperlichen Aktivität sieht es noch viel schlimmer aus.

Die Neuerfindung der Prävention

Der Körper kann sich nicht wieder in ein Ruhestadium einpendeln, sondern bedroht sich selbst – mit den Reaktionen seines Nervensystems, die eigentlich lebensrettend sein sollten.

Anstöße, die in eine andere Richtung der Prävention gehen und nicht nur dem Herz zugutekommen, entstanden in den 1960er-Jahren als Ergebnis der Stressforschung. Der US-Physiologe Walter B. Cannon (1871–1945) gilt als ihr Begründer – er erforschte zu Beginn des 20. Jahrhunderts, zu welchen körperlichen Veränderungen Phänomene wie Hunger, Wut oder Angst führten. Im Jahr 1915 prägte er den Begriff »fight or flight response« für das Phänomen, dass die Evolution den Körper mit einer Reaktionskaskade ausgestattet hat, die unter Belastung den Kampf oder die Flucht ermöglichten – beschleunigten Herzschlag, Schwitzen, Ausschalten der Logik usw.

Vor allem die Kardiologen erkannten rasch, dass dieses Konzept auch gravierende Auswirkungen auf das Herz-Kreislauf-System hat. Denn im modernen Alltag gab es zwar kaum mehr Tiger oder andere tödliche Feinde, sehr wohl aber jede Menge anderer Belastungsreize – zum Beispiel am Arbeitsplatz. Und diese Signale verschwanden nicht am Horizont, wie vielleicht ein wildes Tier, sondern wiederholten sich täglich neu. Schließlich kann der Körper, so die Stressforschung, sich nicht wieder in ein Ruhestadium einpendeln, sondern bedroht sich selbst – mit den Reaktionen seines Nervensystems, die eigentlich lebensrettend sein sollten.

Die Mind-Body-Medizin

Der Bostoner Kardiologe Herbert Benson entwickelte in den 1960er-Jahren an der Harvard Medical School ein Programm, das diesen Mechanismus umkehren und die Kaskade von Botenstoffen nicht mehr in Richtung Erregung, sondern in Richtung Ruhe lenken soll. Er orientierte sich dabei an der Salutogenese (siehe Seite 166), an der Wissenschaft von den Wurzeln der Gesundheit, die in etwa zur gleichen Zeit von dem amerikanisch-israelischen Sozialforscher Aaron Antonovsky (1923 – 1994) begründet worden war. Sein Anliegen war es, den inzwischen zum Allerweltsbegriff degenerierten Be-

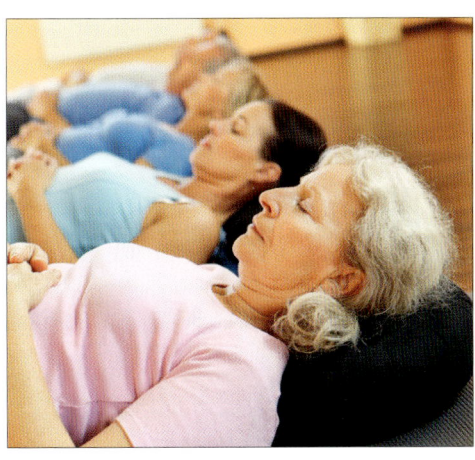

Entspannungsverfahren wirken sich positiv auf die Herzgesundheit aus – 30 bis 45 Minuten täglich sind ideal.

griff »Stress« genauer zu untersuchen und die Möglichkeiten des Menschen, Belastungen etwas entgegenzusetzen, zu erforschen. Zentrales Element dieser Gesundheitslehre war die Kohärenz, die Fähigkeit, Symptome zu verstehen, einzuordnen und ihnen Sinn zuzuschreiben.

Herbert Benson nahm all diese Elemente in verschiedene Trainingsprogramme auf, die seine Patienten befähigen sollten, die Verantwortung für ihre Gesundheit zu übernehmen. Wesentliche Bestandteile dabei waren Atemtechniken und Konzentrationsübungen, die überhaupt erst ein Bewusstsein für die Reaktionen des eigenen Körpers wecken sollten. Das Ziel dieser Programme, die auch heute noch weltweit mit großem Erfolg durchgeführt werden, ist, mit der Kraft des Geistes auf den Körper positiv einzuwirken. Deshalb nannte Benson seine Medizin »Mind Body Medicine«. Eine zunehmende wichtige Rolle übernahm dabei das Konzept der »Achtsamkeit« (mindfulness), das der Molekularbiologe Jon Kabat-Zinn in den 1970er-Jahren entwickelt hat: den besseren Umgang mit Stress, Angst und Krankheit durch Meditation. Sein Programm nannte er mindfulness based stress reduction (MBSR). Die positive Wirkung von atemorientierten Entspannungsverfahren (täglich 30 – 45 Minuten) auf die koronaren Herzkrankheit ist inzwischen in Studien nachgewiesen worden.

Entspannung durch Bewegung

Gezielte Entspannungstechniken können dabei helfen, im Alltag zur Ruhe zu kommen. Es gibt zahlreiche Methoden, die man am besten unter Anleitung erlernt, etwa in einem Volkshochschul- oder Krankenkassenkurs. Die nachfolgenden einfachen Übungen können Sie leicht erlernen und auch zu Hause ausprobieren – sie sollen eine Anregung sein, sich einer Entspannungsmethode intensiver zu widmen.

Qigong: Die Bewegungsform aus der Traditionellen Chinesischen Medizin eignet sich gut für alle, die Probleme haben, sich in Ruhe zu entspannen. Langsame und konzentriert ausgeführte Bewegungen sowie stille Meditation sorgen für Entspannung.

Yoga: Die indische Lehre verbindet körperliches Wohlbefinden mit geistiger Frische und seelischer Ausgeglichenheit. Eine Dehnung des Körpers und das Auflösen von Energieblockaden spielen eine große Rolle, die Atmung steht dabei im Zentrum. Studien konnten zeigen, dass Herzpatienten, die mindestens sechs Wochen lang dreimal wöchentlich Yoga machten, ihren Blutdruck deutlich reduzieren konnten. Es ist wichtig, dass Sie die Bewegungen bewusst ausführen und Ihre Grenzen wahrnehmen. Wärmen Sie sich vor dem Üben (zwei Übungen siehe rechts) auf, indem Sie die Schultern mehrfach hochziehen oder fallenlassen, den Kopf vorsichtig zu beiden Seiten senken, nach links und rechts drehen und den Oberkörper nach links und rechts dehnen.

• Qigong-Übung: Gesicht und Kopf waschen

Die Übung hilft Ihnen, Gedanken loszulassen, und wirkt beruhigend. Setzen Sie sich aufrecht hin, lassen Sie die seitlich aneinandergelegten Hände vor Ihrem Gesicht aufsteigen – die Handflächen zeigen dabei zu Ihnen. Spüren Sie die Wärme Ihrer Hände.

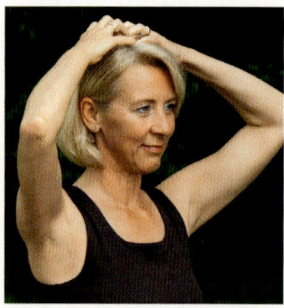 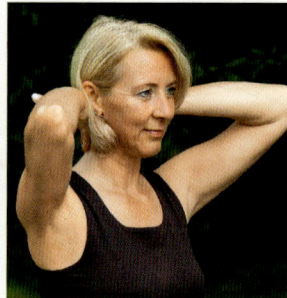 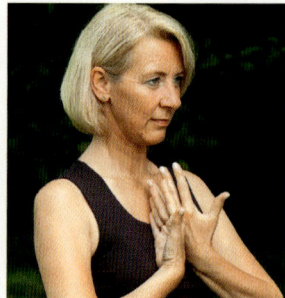

1. *Verzahnen Sie die Finger auf dem Mittelscheitel ineinander und ziehen Sie die Hände mit etwas Druck über den Scheitel.*

2. *Ziehen Sie die Hände mit leichtem Druck über den Hinterkopf bis zum Haaransatz, die Handflächen zeigen zum Nacken.*

3. *Jetzt führen Sie die Hände mit nach außen gerichteten Handflächen wie entlang eines V-Ausschnitts bis zur Brustmitte.*

• Yoga-Übung: Die Katze

Die Übung erwärmt den Rücken, fördert die Be-
weglichkeit und reduziert Stress und Muskelverspannungen. **Wichtig:** Nach einer Herzoperation
zunächst den Arzt fragen! Frühestens 6 Wochen
nach der OP durchführen, in den ersten 3 Monaten das Gewicht vor allem mit den Knien tragen.

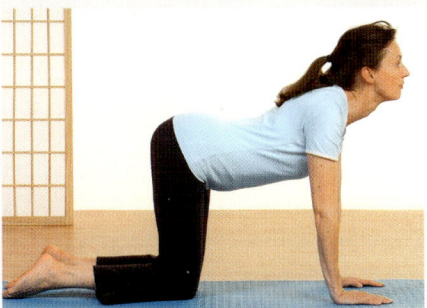

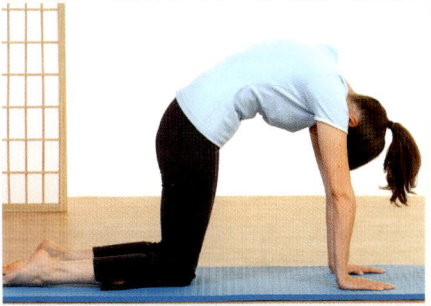

1. *Sie sind im Vierfüßlerstand. Beim Einatmen
heben Sie den Kopf nach oben, die Wirbelsäule
biegt sich nach unten, der Bauch hängt durch.*

2. *Beim Ausatmen wölbt sich der Rücken nach
oben und der Kopf hängt nach unten. Wiederholen
Sie den Wechsel viermal in jede Richtung.*

• Yoga-Übung: Wechselatmung

Die Übung kann gut zwischendurch ausgeführt
werden. Sie beruhigt Körper und Geist, bei regelmäßiger Anwendung senkt sie den Blutdruck auch längerfristig. Die Lunge bekommt
vergleichsweise wenig Sauerstoff, das versetzt
den Körper in einen entspannten Zustand.

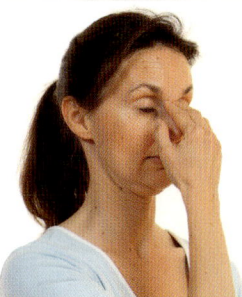

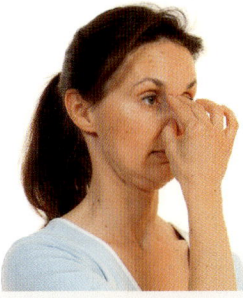

1. *Sie sitzen mit geradem Oberkörper. Zeige- und
Mittelfinger liegen auf der Nasenwurzel, Daumen
und Ringfinger an den Nasenlöchern. Atmen Sie
entspannt ein und aus.*

2. *Drücken Sie während des Atmens abwechselnd
mit Daumen und Ringfinger immer ein Nasen-
loch zu, der Wechsel erfolgt bei jedem Ausatmen.
Atmen Sie auf diese Weise 5 Minuten.*

Entspannung durch bewusstes Atmen

Stress beschleunigt den Herzschlag – unwillkürlich, ob wir wollen oder nicht. Anders jedoch als den Puls kann man die Frequenz und Tiefe des Atems willentlich beeinflussen. Mit etwas Übung hilft das, Stressreaktionen abzumildern und zu entspannen. Sobald wir tief und langsam atmen, setzt eine dem Stress entgegengesetzte physiologische Reaktion, die sogenannte Relaxation Response, ein. Der Lehrstuhl für Naturheilkunde und Integrative Medizin der Universität Essen-Duisburg empfiehlt Herzpatienten:

• Zwerchfellatmung

Ein tiefes Atmen in den Bauch bewegt das Zwerchfell nach unten – der Bauch schiebt sich dabei nach außen. Dadurch vergrößert sich der belüftete Anteil der Lungen, die Atmung verlangsamt und vertieft sich. Beim Ausatmen hebt sich das Zwerchfell, was die Luft im Brustraum zusammenpresst und das Ausatmen fördert.

• Minis

Minis sind kurze Übungen einer entspannungsfördernden Atmung, die auch zwischendurch gut in den Alltag eingebaut werden können. Sie können zum Beispiel einen oder mehrere Atemzüge bewusst atmen, die Atemzüge zählen, die Aufmerksamkeit auf den Atem lenken oder die Atembewegung an Brustkorb oder Bauchdecke fokussieren. Minis heißen so, weil sie ohne jeden Aufwand angewandt werden können, beispielsweise während einer U-Bahn-Fahrt, beim Warten vor der Kasse im Supermarkt oder bei einem Spaziergang.

• Atemmeditation

Bei einer Atemmeditation richtet man die Aufmerksamkeit auf den rhythmischen Fluss des Atems, ohne ihn willentlich beeinflussen zu wollen. Das führt zur Konzentration auf den gegenwärtigen Augenblick und vertieft die Atmung. Gedanken, die während der Meditation auftauchen, sollen wahrgenommen, aber nicht gewertet, sondern weggeschickt werden.

• Meditation

Die Atmung steht auch im Mittelpunkt der Meditation – der Konzentration auf ein Objekt oder eben einen Vorgang wie das Atmen. Die Aufmerksamkeit richtet sich nach innen. Der Fokus auf sich wiederholende Worte (z. B. ein Mantra) ist dabei ein Hilfsmittel, um den Geist vom inneren Dialog weitestgehend zu befreien. Das erst erlaubt einen Bewusstseinszustand, in dem geistige und körperliche Ruhe herrschen. Dabei ist die Meditation ein Wechselspiel von Beobachten und Wahrnehmen von Gedanken und Gefühlen und der ständigen Rückführung des Geistes auf das Objekt der Konzentration. Dabei entwickelt sich eine akzeptierende Haltung gegenüber allem, was bei diesem Prozess passiert: Sitzen Sie gerade auf einem Stuhl und fühlen Sie, wie Sie sich entspannen und Ihre Gliedmaßen schwer werden. Legen Sie Ihre Hände in Ihren Schoß und schließen Sie die Augen. Nehmen Sie einige Minuten lang einfach wahr, was sich in Ihrem Inneren bewegt. Richten Sie Ihre Aufmerksamkeit auf den Atem, spüren Sie, wie er Ihren Körper bewegt, den Raum weitet und dann kurz zum Stillstand kommt. Verfolgen Sie ihn dann auf seinem Weg zurück. Konzentrieren Sie sich auf dieses Wechselspiel, und wenn Gedanken auftauchen, folgen Sie ihnen nicht, sondern binden Sie Ihre Aufmerksamkeit wieder an den Atem. Nehmen Sie sich für die Meditation 10 bis 20 Minuten Zeit.

• Body Scan

Diese Reise durch den Körper fördert die Selbstwahrnehmung und ist eine Achtsamkeitsübung. Nach etwa sechs Wochen täglicher Praxis stellt sich tiefe Entspannung ein, die erholsamer ist als Schlaf: Legen Sie sich auf den Rücken und decken Sie sich warm zu. Atmen Sie bewusst ein

und aus und versuchen Sie, Spannung aus Ihrem Körper loszulassen. Spüren Sie Ihren Körper, wie er auf dem Boden aufliegt. Dann richten Sie Ihre Aufmerksamkeit auf den linken Fuß: Nehmen Sie den kleinen Zeh wahr und den großen, die anderen Zehen und ihre Zwischenräume, den Fußrücken, die Sohle und die Ferse. Dann richten Sie Ihre Aufmerksamkeit auf das linke Fußgelenk. Auf diese Weise umkreisen Sie in Gedanken Schritt für Schritt den gesamten Körper und spüren ihn von innen wie von außen. Zum Schluss atmen Sie nochmals bewusst ein und aus. Dauer: Etwa 20 Minuten. Anfangs ist es leichter, den Body Scan nach Anleitung (z. B. mithilfe einer CD) durchzuführen.

• Tuna-Atmung

Die Tuna-Atmung stammt aus der Qigong-Bewegungslehre der Traditionellen Chinesischen Medizin. Dabei wird die Zwerchfellatmung mit synchronen Bewegungen ausgeführt und gleichzeitig von einer bewussten Achtsamkeit unterstützt. Eine einfache Übung, die zum Beispiel auch beim Zahnarzt hilft: In Ruhestellung beim Einatmen die Füße leicht nach innen und beim Ausatmen nach außen drehen. Das verlangsamt und vertieft die Atmung deutlich.

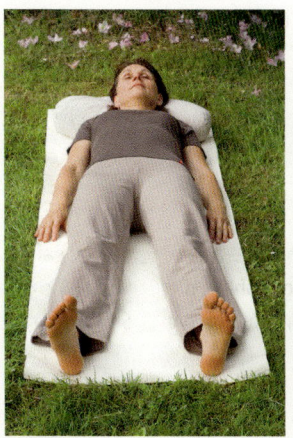 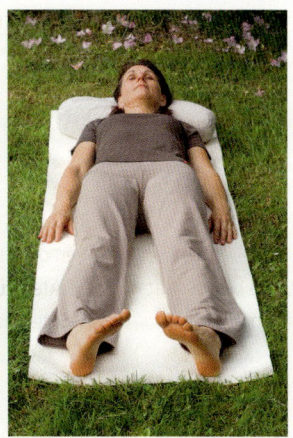

1. *Die Atmung gibt die Fußbewegung vor: Beim Ausatmen stellen sich die Füße nach außen.*

2. *Beim Einatmen stellen sich die Füße nach innen – so weit, bis sich die großen Zehen berühren.*

Ornish und die Revolution der Herztherapie

Einer der berühmtesten Kardiologen der Welt – und Schüler von Herbert Benson – ist Dean Ornish. In seiner Lifestylestudie, die er 1984 in San Francisco begann, kombinierte er ein strenges Diätprogramm mit einem Stressmanagement durch Ernährung und Bewegung, das nicht zuletzt auch dazu dienen soll, die Umstellung auf einen gesünderen Lebensstil durchzuhalten. Heute behandelt Dean Ornish zum Beispiel den früheren US-Präsidenten Bill Clinton.

Ornish fand für seine legendäre erste Studie koronarkranke Patienten, die bereit waren, ein vier Jahre dauerndes Experiment mit ihm zusammen zu machen. Alle Beteiligten wurden zunächst koronarangiografiert. Danach versammelten sie sich für eine Woche – in der Folge dann zweimal wöchentlich abends für vier Stunden – mit einem Team aus Ärzten, Ernährungstherapeuten, Physiotherapeuten, Yogalehrern und Psychotherapeuten in angenehmer Umgebung in einer gemeinsamen Unterkunft. Neben Kursen in Raucherentwöhnung und besserer Ernährung wurden in Einzelgesprächen auch die Fortschritte von Vorsorge und Therapie der koronaren Herzkrankheit erläutert. Je nach Bedarf und Vorlieben wurden Einzel- und Gruppen-Psychotherapie und Yogakurse angeboten. Es wurde zusammen gekocht, Sport getrieben und alles wissenschaftlich dokumentiert. Nach dieser Einleitungsphase trafen sich die Teilnehmer regelmäßig an Wochenenden zur Bekräftigung ihrer Fortschritte.

Nach einem Jahr wurden alle Teilnehmer erneut koronarangiografiert. Das Ergebnis war eine Sensation. Denn über 80 Prozent der Probanden hatten nicht, wie sonst allgemein üblich, eine Progression, ein Fortschreiten der gefährlichen Veränderungen der Gefäße, sondern einen Rückgang. Je besser sie sich an die Vorgaben zu Ernährung, Bewegung, Nichtrauchen und der Veränderung ihrer Lebensweise gehalten hatten, umso mehr Erfolge ließen sich an ihren Herzkranzgefäßen messen.

Die Lektüre von Ornishs Buch »Revolution in der Herztherapie« vor 20 Jahren hatte mich fasziniert. Mit noch größerer Motivation habe ich meine Patienten seitdem auf die Möglichkeiten verwiesen, die sie selbst haben, wenn sie nur konsequent ihren Lebensstil ändern. Doch außer einem ausführlichen Gespräch

! Ein prominentes Vorbild: Bill Clinton

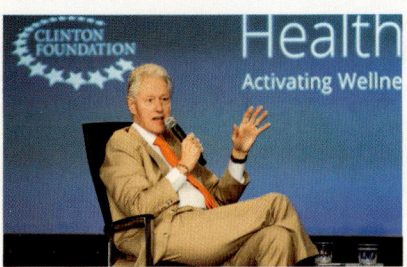

Nach seiner zweiten Herz-OP (2010) und einer konsequenten Ernährungsumstellung steht Bill Clinton heute wieder mitten im Leben, hier im Januar 2014 bei einer Veranstaltung in Kalifornien.

Dass ein gesunder Lebensstil das Infarktrisiko drastisch senkt, zeigt das Beispiel des früheren US-Präsidenten Bill Clinton. Er hatte 2004 mehrere Bypässe erhalten, die aber schon sechs Jahre später durch Stents wieder geöffnet werden mussten. Danach änderte er – angeleitet von dem Kardiologen und Lebensstilmediziner Dean Ornish – sein Leben. Er isst heute vegan und nimmt zur Deckung des Eiweißbedarfs täglich gleich morgens einen Eiweißdrink zu sich. Dazu Clinton in einem TV-Interview:

»Ich hatte begriffen, dass das Cholesterin aus meinem Körper nicht verschwunden war, sondern mich erneut bedrohte. Das wollte ich nicht noch einmal erleben! Also habe ich recherchiert und herausgefunden, dass es möglich ist, die Arteriosklerose auszuheilen! Heute esse ich vor allem Obst und Gemüse, kein Fleisch, keine Milchprodukte, ab und zu Fisch, aber eher selten. Das hat meinen Stoffwechsel verändert, und ich habe 12 Kilo abgenommen. Ich habe wieder das Gewicht aus meiner Schulzeit.«

konnte ich den Patienten nicht viel in dieser Richtung anbieten. Irgendwann kam ich an den Punkt zu sagen: »Ich bin weder Ihr Seelsorger noch Psychotherapeut, um Ihr Leben wirklich beurteilen zu können. Sicher ist nur, irgendwas in Ihrem Leben ist falsch gelaufen, dass es zu so einer gesundheitlichen Katastrophe gekommen ist. Was das ist, können nur sie selbst, vielleicht mit Ihrem Partner zusammen, analysieren. Und Abhilfe schaffen.«

Damit das funktioniert, ist aber sicher mehr nötig, als ein ein- oder zweimaliges Gespräch. Die Patienten brauchen längerfristige Unterstützung, wie sie etwa eine Gruppe oder Tagesklinik anbietet. »Wir müssen weiter zurückgehen zu den Ursachen«, hatte Ornish gefordert. Rauchen, Übergewicht, zu wenig Bewegung, falsches Essen, das ist alles wichtig. Aber die Wurzeln dessen liegen im immer mehr Wollen, im immer weniger Entspannenkönnen, in der täglichen Konkurrenz des jeder gegen jeden. Unsere Lebensweise ist eine, die einsam macht, Isolation fördert und Feindseligkeit.

Ganz im Vordergrund der Ornish-Methode steht das Wecken eines neuen Lebensgefühls, in dem Selbstachtung, Mitgefühl und Ausgeglichenheit eine überragende Rolle spielen. Auch in Deutschland gibt es Gruppen, die nach Ornish arbeiten (z.B. www.wellnessverband.de/herz/ oder www.herzgesund-leben.de).

Die INTERHEART-Studie konnte global – an 30000 Personen in 52 Ländern – zeigen, dass rund 90 Prozent der Risikofaktoren für eine Herzerkrankung im Lebensstil begründet sind, und zwar unabhängig von religiösen, kulturellen oder ethnischen Faktoren. Die Bedeutung von Rauchen, Übergewicht, ungesunder Ernährung und mangelnder Bewegung sowie Stress wurde hier wieder einmal belegt. Zu ähnlichen Ergebnissen kommt die KORA-Studie, die seit mehr als 20 Jahren Tausende von Bürgern im Raum Augsburg untersucht, um die Auswirkungen von Umweltfaktoren, Verhalten und Genen zu erforschen. Wie man Menschen bei einer Veränderung ihres Lebensstils unterstützen kann, dazu muss allerdings noch viel mehr geforscht werden.

 # Wasseranwendungen: Entlastung fürs Herz

Sebastian Kneipp (1821–1897), den Namen des Begründers der Wasseranwendungen kennen viele von uns allenfalls von ihren Eltern oder Großeltern. Ein paar gesundheitsbewusste Senioren praktizieren noch das Wassertreten und Kaltgüsse. Viel weniger ist bekannt, dass Kneipp – 1886 in seiner ersten Abhandlung »Meine Wasserkur« – sich keineswegs nur auf die heilenden Anwendungen von Wasser bezog. Ähnlich wie Ornish, und natürlich auf jahrhundertealten Erfahrungen fußend, wollte er die Bedeutung einer umfassenden Gesundheitsfürsorge der Menschen wachhalten. Dazu gehörte die Therapie mit Heilpflanzen, die körperliche Aktivität, das Essen (»Der Weg zur Gesundheit führt durch die Küche«)

und das Element der Lebensordnung: »Erst als ich daran ging, Ordnung in die Seelen meiner Patienten zu bringen, hatte ich vollen Erfolg.«

Hauffe'sche Armbäder

Auch Wasseranwendungen, die heute fast vergessen, aber zweifellos wirksam sind bei der Behandlung der KHK, sind die Hauffe'schen Armbäder. Dafür (am besten abends) die Arme in eine Schüssel oder das Waschbecken mit warmem Wasser legen. Nun heißes Wasser zulassen, bis die Temperatur bei 40°C liegt. Etwa 15 Minuten wirken lassen. Die verstärkte Durchblutung der Arme entlastet das Herz. **Wichtig:** Nicht bei Venenleiden, Lähmungen oder Lymphproblemen in den Armen!

Was braucht die Herzmedizin?

Die »Revolution in der Herztherapie« – so der deutsche Titel des Buchs von Dean Ornish – hat es – zumindest in Deutschland – nicht gegeben. Wenn wir nüchtern Bilanz ziehen, müssen wir feststellen: Die vergangenen Jahre in der Kardiologie sind eher von Konsolidierung und Weiterentwicklung bewährter Techniken als von bahnbrechenden Neuerungen geprägt. Zum Rückgang der koronaren Herzerkrankung hat, wenn man ehrlich ist, nicht die Medizin, sondern das staatliche Rauchverbot am meisten beigetragen. Noch entscheidender aber ist die Notwendigkeit, dem schlimmsten aller Risikofaktoren zu begegnen, dem Stress. Stress ist in 50 bis 70 Prozent die Ursache aller Arztbesuche.

Noch entscheidender ist die Notwendigkeit, dem schlimmsten aller Risikofaktoren zu begegnen, dem Stress.

Stress ist auch der Anlass, wieder über Gefühle zu sprechen. Denn wenn es um psychosoziale Ursachen von Krankheit geht, dann geht es immer um Gefühle – Ärger, Angst, Sorge. Das Konzept unterschiedlicher Herzinfarkt-»Typen«, das in den 1970er-Jahren die Beziehungen zwischen Psyche und Herz thematisierte, galt schon wenige Jahre später als widerlegt und Unsinn. Doch heute kehren wir reumütig wieder zu solchen Klassifizierungen zurück, weil wir erkennen, dass es doch bestimmte Muster gibt.

Unsere wichtigsten Empfindungen sind in dem ältesten, von unseren tierischen Vorfahren ererbten Teil unseres Gehirns verortet – dem limbischen System. Verglichen mit der entwicklungsgeschichtlich später entstandenen Großhirnrinde (Neocortex), also dem spezifisch menschlichen Teil des Gehirns, ist es im Aufbau viel primitiver, aber weit schneller. Es kann daher unmittelbar auf Gefahren reagieren und entsprechende Reaktionen auslösen. Wenn wir im Dunkeln ein Geräusch hören, beginnt unser Herz sofort schneller zu schlagen und uns auf Kampf oder Flucht vorzubereiten. Wenn wir damit warten, bis die Großhirnrinde alle möglichen Ursachen des Geräuschs abgeklärt hat, könnten wir schon von dem wilden Tier gefressen worden sein. Das limbische System kontrolliert die Atmung, den Herzrhythmus, den Blutdruck, den Schlaf, die Hormonausschüttung und das Immunsystem. Es stellt das Gleichgewicht her, das uns am Leben hält.

Kohärenz – das Herz öffnen

Welche Bedeutung aber hat das Herz in diesem System? Es ist gerade mal 20 Jahre her, dass Neurophysiologen und Elektrophysiologen zwei Entdeckungen gemacht haben, die die Vorstellung, dass das Herz nur eine Pumpe ist, revolutioniert haben.

Zum einen wurde um den rechten Vorhof des Herzens herum ein Geflecht aus circa 40 000 Nervenzellen nachgewiesen, das viel zu komplex ist, um nur Relaisstation für Botschaften zwischen Herz und Gehirn zu sein. Man spricht sogar schon von einem kleinen Gehirn des Herzens.

Über das autonome Nervensystem – den antreibenden Sympathikus und den bremsenden Parasympathikus – ist das Herz darüber hinaus mit dem limbischen System im Gehirn verbunden und reagiert auf die Botenstoffe Adrenalin (als Kraftreserve), Noradrenalin (zur Blutdruckregulation) und Oxytozin (einen Botenstoff, der vielfache Bindungsfunktionen übernimmt wie Partnerwerbung oder Mutter-Kind-Beziehung).

Das Herz ist mehr als ein Befehlsempfänger unseres Gehirns und eigenständiger, als wir lange dachten.

Das Herz kann aber auch unabhängig vom Gehirn agieren, das zeigten Laborversuche: isoliert und nur in einer Nährlösung und Sauerstoff vital gehalten, pulsiert das Vorhofgewebe samt den es umgebenden Neuronen mit einer Frequenz von 180 bis 200 Erregungen pro Minute. Durch elektrische Reizung kann eine Änderung dieser Frequenz bewirkt werden – ganz ohne Verbindung zum Gehirn. Das Herz ist also mehr als ein Befehlsempfänger unseres Gehirns und eigenständiger, als wir lange dachten. Das Herz hat seine Gründe, wenn es dem Verstand nicht folgt, schrieb der französische Philosoph Blaise Pascal (1623–1662).

So wird nun auch wissenschaftlich erforscht, was jeder von uns weiß: dass selbst rationale Entscheidungen am besten gelingen, wenn die Angelegenheit dem Entscheider »am Herzen liegt«. Einseitiges Sichverlassen auf den Verstand und das Verdrängen von Gefühlen sind genauso ineffektiv und krank machend, wie sich von Gefühlsstürmen mitreißen und dem Verstand keine Chance zu lassen. 400 Jahre nach Pascal veranschaulichte das ein Experiment des Psychophysiologen Hugo Critchley von der Universität Sussex in Großbritannien. In einem Magnetresonanztomografen liegend, wurden einer Versuchsperson für Bruchteile von Sekunden Porträts von Menschen gezeigt, die Schmerz,

Angst und Kummer ausdrücken. Das aktivierte sichtbar die Amygdala, den auch »Mandelkern« genannten Teil unseres Gehirns, in dem sehr ursprüngliche Empfindungen wie Angst oder Lust verarbeitet werden. Bei den emotionalen Bildern war die Aktivierung der Amygdala am intensivsten, wenn sie nicht im zufälligen sondern im Rhythmus des Herzschlags gezeigt wurden. Gleichzeitig empfand die Versuchsperson dann eine eigentümliche Nähe zu den gezeigten Personen. Das zeigt, dass das Mit-Gefühl etwas mit dem Herzen zu tun hat. Bei Bildern mit normalem Gesichtsausdruck gab es keine solche Reaktion.

Entscheidend für unser Wohlbefinden ist ein Gleichgewicht zwischen emotionalem und kognitivem Gehirn. Wenn wir ein Gefühl dafür haben, wie wir unser Leben gestalten wollen (das entsteht im limbischen System) und uns die Großhirnrinde (Neocortex) dazu bringt, wie wir das möglichst erfolgreich und klug erreichen, dann sind wir in diesem harmonischen Gleichgewicht. Das Herz ist in dieses System nicht nur passiv eingebunden. Wir können es auch selber modifizieren – über das Herz.

Die Entdeckung der Herzfrequenzvariabilität

Hirn und Herz sind beide Taktgeber unseres Lebens, und wir können diese Beziehung therapeutisch nutzen. Deshalb ist eine zweite Entdeckung so aufregend: Der von uns Ärzten so erwünschte regelmäßige Herzschlag ist gar nicht so regelmäßig, wie wir bisher dachten. Wenn man mit ganz präzisen Apparaten misst, ist der Abstand zwischen zwei Schlägen nicht gleich, sondern immer um Bruchteile von Sekunden größer oder kleiner. Es gibt also eine Variabilität der Herzfrequenz, die am größten nach der Geburt und am geringsten vor dem Tod ist. Diese feinen Unterschiede können nun regelmäßig ansteigend und absteigend verlaufen oder unregelmäßig, chaotisch. Viele Untersuchungen haben inzwischen gezeigt, dass das Herz über diese Variabilität des Herz-

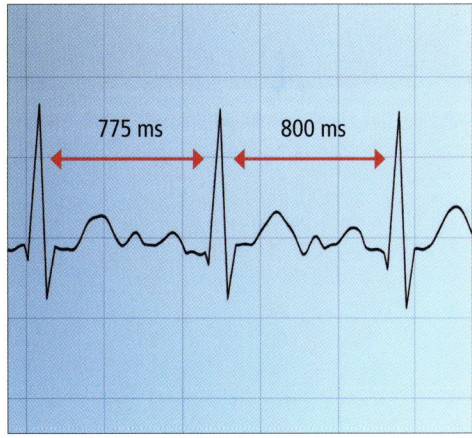

Variabilität der Herzfrequenz: Der Abstand zwischen den Herzschlägen variiert um Sekundenbruchteile.

schlags, vermittelt durch die Wechselwirkung von Sympathikus und Parasympathikus, Einfluss nimmt auf das limbische System, das Emotionen verarbeitet. Und umgekehrt bewirken Ärger, Wut, Stress über die genannten Verbindungen des Herzens eine chaotische, unvorhersagbare Varianz, seelische Ausgeglichenheit und Harmonie hingegen eine gleichmäßig auf und ab schwingende Variabilität des Pulsschlags. Mit Computerprogrammen ist es heute möglich, diese sogenannte Herzfrequenzvariabilität (HRV) aufzuzeichnen.

Der relativ junge Wissenschaftszweig der Chronobiologie hat uns gelehrt, dass der Rhythmus in unserem Leben eine große, in vielen Aspekten noch zu erforschende Rolle spielt. Es gibt schnelle Rhythmen der Hirnströme, mittelschnelle des Herzens und der Atmung, langsame des Darms und des Schlaf-Wach-Systems und sehr lange wie den des Menstruationszyklus und des Eisprungs. Herz und Lunge als die kräftigsten Impulsgeber scheinen eine besondere Rolle in der Integration und Harmonisierung dieser Rhythmen zu spielen.

Auch der Kosmos ist von Rhythmen geprägt. Noch wenig erforscht ist die Wirkung der Sonnenenergie auf das Erdmagnetfeld und dessen mögliche Beeinflussung des Herzens, und das elektromagnetische Feld des Herzens selber. Sicher ist nur, dass es eine Bedeutung für den gesamten Organismus haben muss. Denn als das stärkste Magnetfeld des ganzen Körpers kann es weit über den Körper hinaus wirken und ist noch mehrere Meter entfernt von Menschen wahrnehmbar. So wie in der Natur immer der stärkste Impulsgeber in einem rhythmischen System alle anderen Rhythmen synchronisiert (Frequenzkopplung), könnte auch das Herz hier eine Funktion haben. Noch wird hier viel spekuliert. Aber: Ist nicht der Gedanke faszinierend, dass wir mit Leib und Seele (und Herz) in den Kosmos eingebunden sind? Das Zusammenspiel dieser verschiedenen Körperrhythmen und die enge Verbindung des Herzens mit dem gesamten vegetativen System lassen es zu, über eine gleichmäßige und bewusste Atmung und das Sichhineinversetzen in eine positive Gemütsstimmung, Einfluss auf die Herzfrequenzvariabilität zu nehmen und damit auf die vegetative und emotionale Balance.

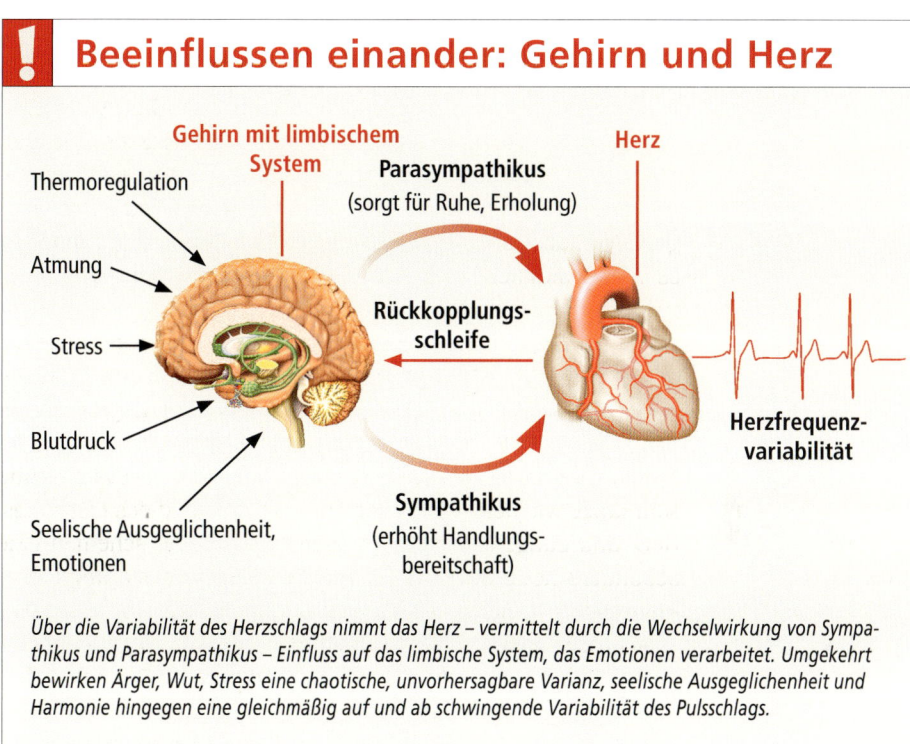

Beeinflussen einander: Gehirn und Herz

Gehirn mit limbischem System

Herz

Thermoregulation

Parasympathikus
(sorgt für Ruhe, Erholung)

Atmung

Rückkopplungs-
schleife

Stress

Blutdruck

Herzfrequenz-
variabilität

Seelische Ausgeglichenheit,
Emotionen

Sympathikus
(erhöht Handlungs-
bereitschaft)

Über die Variabilität des Herzschlags nimmt das Herz – vermittelt durch die Wechselwirkung von Sympathikus und Parasympathikus – Einfluss auf das limbische System, das Emotionen verarbeitet. Umgekehrt bewirken Ärger, Wut, Stress eine chaotische, unvorhersagbare Varianz, seelische Ausgeglichenheit und Harmonie hingegen eine gleichmäßig auf und ab schwingende Variabilität des Pulsschlags.

Es ist eindrucksvoll zu sehen, wie sich nach kurzem Einüben die chaotische Kurve der HRV in ein regelmäßig schwingendes Auf und Ab verwandelt, in einen Zustand, der sich selbst weiter verstärkt und als Kohärenz (nicht zu verwechseln mit dem gleichen Begriff in der Salutogenese, siehe Seite 166) bezeichnet wird. Das ist ursprünglich ein Begriff aus der Physik, der etwa in der Lasertechnologie die Bündelung des Lichts durch eine Phasen-Anpassung der Lichtwellen bezeichnet. Und so wie beim Laser durch Kohärenz eine extreme Verstärkung des Lichts entsteht, mit der sogar Metall geschnitten werden kann, bedeutet Kohärenz für den Körper Energieeinsparung durch ein Miteinander der physiologischen Rhythmen statt eines chaotisch und krank machenden Gegeneinanders. Kohärenz ist kein Entspannungszustand, sondern eher die Konzentration auf das Wesentliche durch die Reduzierung störender Einflüssen.

Die Herzrhythmusstörung ist nur eine Form der Arrhythmie in unserem Leben. Störungen unterliegt das Herz auch beim auf den Kopf gestellten Tag-Nacht-Rhythmus bei Schicht- und Nachtarbeit und fehlenden Pausen am Arbeitsplatz oder in unserem Leben. In den USA wird ein Herzfrequenztraining deshalb in vielen Unternehmen angeboten und hat dort große praktische Erfolge in der Arbeitszufriedenheit der Mitarbeiter.

Wirkungsvoll: Herzfrequenzvariabilitäts-Training

Die starke Verbindung des emotionalen Gehirns mit dem Körper und seinen mannigfachen Funktionen macht es leichter, über den Körper an unsere Gefühle heranzukommen als über die Sprache. Das hat sich die Methode des Herzfrequenzvariabilitäts-Trainings zunutze gemacht: Die Herzfrequenz wird vom autonomen Nervensystem geregelt. Im Sympathikus sind die aktivierenden, im Parasympathikus die entspannenden Nerven gebündelt. Selbst alte, belastende Kindheitserlebnisse fügen dem Parasympathikus bereits Schaden zu. Chronische Stressbelastung, vorwiegend sitzende Tätigkeiten, Schicht- und Nachtarbeit, Alkohol und Rauchen sind die Hauptauslöser der Schwächung des Parasympathikus.

Ohne ausgleichende positive Erlebnisse, regelmäßige körperliche Belastung und soziale Eingebundenheit kommt es zu einer chronischen Schwächung des Parasympathikus. Die feinen Unterschiede der Herzfrequenz, die Herzfrequenzvariabilität (HRV), sind Ausdruck des permanenten Zusammenwirkens von Sympathikus und Parasympathikus. Bereits ein ärgerliches Gespräch führt zu einer Abschwächung des Parasympathikus und damit zu einer Störung der HRV, im Extremfall zu einem starren, ganz regelmäßigen Herzrhythmus. Je aktiver der Parasympathikus ist, umso größer ist die HRV. Bei Herzinfarktpatienten mit niedriger HRV ist die Überlebensrate nach vier Jahren mit nur 60 Prozent dramatisch schlechter als die der Patienten mit hoher HRV, die bei 90 Prozent liegt.

Es lohnt also, die HRV akut und dauerhaft zu trainieren und zu verbessern. Hierbei spielt die Atmung eine besondere Rolle. Eine langsame und ruhige Atmung kann die HRV positiv beeinflussen und in einen kohärenten Zustand bringen, in ein rhyth-

Training der Herzfrequenzvariabilität

Es gibt verschiedene einfache Systeme, die durch Berührung oder einen Ohr-Clip die Herzfrequenz und die Variabilität messen und optisch sichtbar machen (www.hrv-scanner.de). Es gibt auch eine Smartphone-App mit passendem Ohr-Clip (www.cardiaccoherence.eu). Alle Geräte sind klein, können gut mitgenommen und überall verwendet werden. Das erleichtert das Training auch tagsüber, etwa in Pausen oder Wartesituationen, die nicht selten als stressreich empfunden werden. Wenn Sie diese Technik zunächst einmal nur ausprobieren möchten, fragen Sie in einer psychokardiologischen oder naturheilkundlich orientierten Arztpraxis danach.

So trainieren Sie:

Drei Übungseinheiten von je 10 Minuten sollten an einem Tag möglich sein. Das Gerät zeigt Ihnen an, wie erfolgreich Ihr Training war. Dazu gibt es unterschiedliche Diagramme, die Ihre Herzfrequenzvariabilität sichtbar machen.

- Beginnen Sie mit einer ruhigen, nicht forcierten Atmung.
- Versuchen Sie, eventuell aufkommenden negativen Gedanken nicht nachzuhängen, sie sozusagen auszuatmen, loszulassen. Oft gelingt das am besten mit der Vorstellung einer schönen Landschaft, einem beglückenden Ereignis, einem Ort, der Schönheit, Geborgenheit und Harmonie ausstrahlt.
- Versuchen Sie beim Einatmen, gedanklich Ihr Herz zu füllen, mit Sauerstoff, mit Kraft, mit positiven Gefühlen, für sich, für andere.
- Lassen Sie sich Zeit – auch aus anfangs vielleicht mäßigen Resultaten können Sie einen Nutzen ziehen. Erkennen Sie, was Sie heute so unangenehm berührt hat. Stress ist nicht zu vermeiden, entscheidend ist unser Umgang mit dem Stress.

misches Auf und Ab der kleinen Frequenzunterschiede, das sich über Rückkopplung mit dem limbischen System verstärkt. Diese Wirkung ist unmittelbar messbar und führt durch regelmäßiges Training auch dauerhaft zu einem harmonischen Miteinander von Sympathikus und Parasympathikus. Das Biofeedback, das unmittelbare Erkennen der Resultate an farbigen Leuchtdioden oder Diagrammen, ist sehr hilfreich beim Nachdenken über und beim Verändern des eigenen Umgangs mit Stress. Für viele ist es daher ein Einstieg in andere Methoden der Stressbewältigung. Die HRV-Methode ist Hightech vom Feinsten – und führt doch zu überraschenden Blicken nach innen. Zu einem sehr selbstbestimmten Weg mit mehr Achtsamkeit, für sich und die Mitmenschen. Wie Sie trainieren, erfahren Sie im Kasten oben.

Trotzdem ist die Kohärenzmethode kein Allerheilmittel. Sie ist nur einer von vielen Wegen, an unsere Gefühle, an unser Inneres heranzukommen und Krankmachendes an den Ursachen zu bekämpfen. So wie in Yoga oder anderen Meditationstechniken Geübte sehr leicht in diesen aktiven Gleichgewichtszustand gelangen können, gibt es Menschen, die über einen ausgeglichenen und gesunden Lebensstil ihre HRV in einem kohärenten Modus halten.

Das Herz in der Arzt-Patienten-Beziehung

Vor einigen Monaten blätterte ich noch einmal in dem Buch von David Servan-Schreiber (»Die neue Medizin der Emotionen«), das mich bei seinem Erscheinen so begeistert hatte. Es war so überzeugend und so nah bei meiner eigenen Geschichte: ein ursprünglich schulmedizinisch ausgebildeter und von der exakten Wissenschaft begeisterter Forscher und Arzt, der lernt umzudenken. Als Beispiel dafür, wie wertvoll es ist, durch Training und Biofeedback Kohärenz einzuüben, schilderte er eine Begegnung mit einer drogenabhängigen Patientin und ihrer Mutter in seinem Krankenhaus. Er war als Psychiater zu der schwierigen Patientin hinzugerufen worden und sah sich sofort einer Front aus Wut und Vorwürfen wegen ungerechter Behandlung gegenüber. Nachdem Erklärungen nicht halfen, stauchte er die beiden zusammen und verließ das Zimmer. Er verspürte selber Wut und sogar Rachegefühle gegenüber den beiden, denen er doch helfen wollte. Nach einem kurzen Sammeln, ruhigem Atmen und liebevollen Gedanken an seinen kleinen Sohn – die Kohärenzmethode war ihm seit Längerem vertraut – ging er zurück und löste die schwierige Situation zur beiderseitigen Zufriedenheit auf.

Allein mit dem Kopf sind solche Herausforderungen nicht zu meistern. Es muss das Herz geöffnet werden. Kurz vor dem Ende meiner Kliniktätigkeit hat das bei mir sehr effektiv meine Tochter geschafft. Unmittelbar vor ihrem Abschluss in Medizin wollte sie die Gelegenheit nutzen, ihren Vater noch mal in Aktion zu sehen, und machte ein Praktikum auf einer meiner Stationen. Bei der Visite in einem Zweibettzimmer beklagte sich eine ältere Zahnärztin heftig darüber, dass sie von ihrer Nachbarin mit

Lungenentzündung angesteckt werden könnte. Es war unüberhörbar, dass die Privatpatientin es auch unschicklich fand, dass eine »Normal«-Versicherte neben sie gelegt worden war. Zumindest empfand ich das so, wurde schnell kurz angebunden und sauer, ließ meinem Unmut freien Lauf und verließ das Zimmer. Um mich etwas zu beruhigen, machte ich eine kurze Pause und erklärte vor der Fortsetzung der Visite meiner Tochter mein Verhalten. Denn ich wollte nicht das Bild eines autoritären Arztes abgeben.

Nach Beendigung der Visite erklärte mir meine Tochter, ohne Vorwürfe und ganz ruhig, dass sie die schimpfende Patientin verstehen könne. Sie habe offensichtlich große Angst, noch kränker zu werden und sich zu Hause nicht mehr selber versorgen zu können. Sie fragte mich, ob ich mich nicht mit ihr verständigen könnte. Wir gingen in das Zimmer zurück, ich reichte der Patientin die Hand und sagte lächelnd zu ihr: »Frieden?« Ich versuchte ihr mein Verhalten zu erklären, sie mir ihre Sorgen. Und alles war gut. Am nächsten Tag sagte meine Tochter strahlend zu mir: »Übrigens, du hast einen neuen Fan. Die Patientin ist begeistert von dir und fand deine Entschuldigung richtig stark.«

Was also braucht die Herzmedizin? Sie braucht so viele Angebote wie möglich (und so viel Technik wie nötig), um dem Patienten die Herrschaft über seinen Körper zurückzugeben. Sie braucht Patienten, die lernen, kritisch zwischen ärztlicher Kunst und Kommerz zu unterscheiden. Und sie braucht Ärzte, die nicht nur zeigen, was der Patient anrichtet, wenn er Ratschläge nicht befolgt, sondern die dem Patienten zeigen, was er gewinnt, wenn er seine Krankheit selbst in die Hand nimmt – Ärzte mit Zeit, die diesen Prozess mit offenem Herzen als Berater, Unterstützer und Partner begleiten.

Die Herzmedizin braucht Patienten, die lernen, kritisch zwischen ärztlicher Kunst und Kommerz zu unterscheiden. Und sie braucht Ärzte, die zeigen, was der Patient gewinnt, wenn er seine Krankheit selbst in die Hand nimmt.

Nur das Gehirn, der Verstand, kann Visionen entwickeln. Das Herz bleibt immer in der Jetztzeit verwurzelt. Um die Welt zu verbessern, braucht man beides. Das gilt auch für die, die ihr Herz schützen wollen.

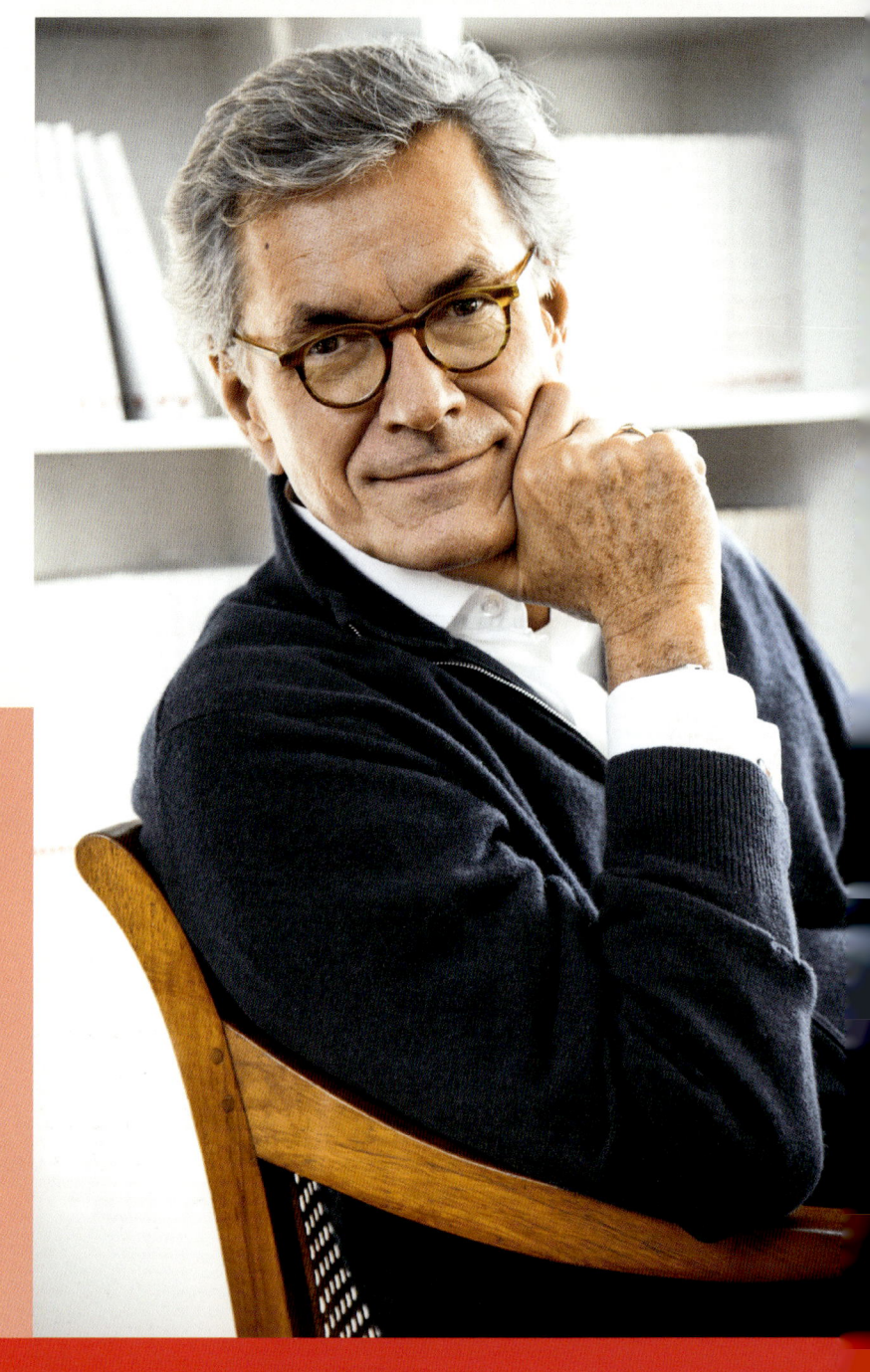

Medizin mit Herz: Visionen

> Die Technik hat in der Medizin den Menschen verdrängt und sie zu einer herzlosen Kunst gemacht. Die Krankenkassen haben diese Entwicklung befördert, denn sie honorieren die Beziehung zwischen Arzt und Patient kaum mehr, sondern vor allem den Einsatz von Apparaten. Die Gesundheitspolitik muss erkennen, dass Menschen wichtiger sind als die Interessen von Pharmaindustrie und Medizintechnik. Die Medizin muss sich um die Lebensbedingungen kümmern anstatt um die Symptome, die sie produzieren.

Medizin mit Herz – was muss sich ändern?

Was ist von der Kardiologie zu halten? Wo sind ihre Potenziale, aber auch ihre Schwachstellen und vielleicht sogar Risiken? Was braucht diese Disziplin, damit sie sich von einer Apparatemedizin wieder in eine Medizin mit Herz wandelt? Lassen Sie uns die Ergebnisse der bisherigen Analyse hier noch einmal zusammenfassend vertiefen und unsere Schlüsse daraus ziehen, in der Hoffnung, dass sie bei Patienten wie Ärzten – nicht Medizinern, wie sie heute oft bezeichnet werden – zu einem Nachdenken und zu Veränderungen führen werden.

Seit 1980 ist die Lebenserwartung in Deutschland bei Männern um 5,8 Jahre, bei Frauen um 4,6 Jahre gestiegen. Dabei gehe die Hälfte dieser gewonnenen Jahre auf eine verbesserte KHK-Therapie zurück, so Kardiologen der Frankfurter Universität. Gemeint ist damit vor allem die technische Kardiologe – das Rekanalisieren mit Kathetern, das Legen von Stents, der Austausch von Herzklappen, das Schaffen von Bypässen. Deutsche Wertarbeit sozusagen.

Diesen Eindruck bekommt man, wenn man die Zahlen liest, die von den Fachgesellschaften veröffentlicht werden: Danach erhalten fast 90 Prozent der Patienten mit der schwerstmöglichen Form eines Herzinfarkts (einem sogenannten STEMI) in kürzester Zeit eine Reperfusionstherapie, also in der Regel eine Rekanalisierung mithilfe eines Katheters. Diese Therapie ermöglicht, dass der Blutfluss durch eine zuvor verstopfte Arterie möglich und das vom Infarkt betroffene Areal des Herzens wieder versorgt wird.

Erfolge der Akutmedizin

Über 90 Prozent der Patienten, die direkt in ein Krankenhaus mit Katheterlabor eingewiesen wurden, erhielten eine Reperfusion, in kleineren Kliniken durch Weiterverlegung immerhin noch 80 Prozent. Das dauert zwar 75 Minuten länger als die sofortige Katheterbehandlung (mit 100 Minuten), aber statistisch gesehen wirkt sich das kaum aus: Von den im Herzkatheterlabor behandelten Infarktpatienten sterben im Schnitt 7 Prozent, von der anderen Gruppe 8,3 Prozent. Dies sollte die Betroffenen aber nicht beruhigen, denn immer noch gilt beim Infarkt: Jede Minute zählt. Es geht nicht nur um Leben oder Tod. Es geht auch um die Herzinsuffizienz, die bei zu später Behandlung entsteht, um Lebensqualität.

Ist die Kritik an der Überversorgung mit Katheterlabors also unberechtigt? Sprechen die Zahlen nicht dafür, dass sich der Ausbau der technischen Kardiologie gelohnt hat? Die Zahl der herzchirurgischen Zentren in Deutschland hat sich in den vergangenen 20 Jahren beinahe verdoppelt, die Zahl der therapeutischen Kathetereingriffe (seit 1990) sogar verzehnfacht – auf mehr als 328 000 Eingriffe jährlich (2011). Die Zahl der Infarkttoten in Deutschland geht Jahr für Jahr zurück – sie ist seit 1980 um fast die Hälfte gesunken. Doch ist das ein Erfolg der invasiven Kardiologie? Nur bedingt – denn die Arteriosklerose als hauptsächlicher Verursacher von Herzkrankheiten wird durch das »Durchputzen« der Adern nicht geheilt. Im Gegenteil: Wenn die beklemmenden Brustschmerzen nach einem Stent meist sofort nachlassen, kehren viele Patienten übergangslos zum Alltag und zu ihrer früheren Lebensweise zurück. Und sterben dann an einer anderen durch die Arteriosklerose verursachten Krankheit, einem Reinfarkt oder einer Herzinsuffizienz.

Die Arteriosklerose als hauptsächlicher Verursacher von Herzkrankheiten wird durch das »Durchputzen« der Adern nicht geheilt.

Meine fast jedem Patienten gestellte Frage, ob sie oder er eine Idee habe, woher ihr oder sein Infarkt herrühre, wurde oft mit Unverständnis quittiert. Erst die Fragen nach beruflichem oder familiärem Stress, nach Entspannungsmöglichkeiten in einem gestressten Alltag führten dann an die Wurzel des Übels. Der Zusammenhang wurde eher ungläubig wahrgenommen, als hätten die Patienten bereits die kardiologischen Muster der rein organischen Ursachen der Krankheit angenommen.

Sinnlose Überversorgung

Die Erfolgsmeldungen in der Kardiologie sind also sehr kurzatmig. Deutschland weist im Vergleich zu anderen OECD-Ländern die meisten Herzkranken in Kliniken ein: Entlassen werden jährlich 35,7 Patienten pro 1000 Bürgern (statt im Schnitt 19,6 Patienten), das sind 80 Prozent (!) mehr, die stationär behandelt wurden. Ohne nennenswerten Unterschied in der Lebenserwartung.

Die Zahlen zeigen, wie viel Energie in unserem Gesundheitssystem in die Institutionen fließt anstatt in die Menschen: So hat Deutschland nicht nur generell die höchste Rate an Krankenhauseinweisungen, sondern hier werden auch die meisten Bypässe gelegt, am häufigsten Hüften ersetzt und sehr oft Kniegelenke gegen ein Implantat ausgetauscht. »Deutsche Krankenhäuser setzen mehr auf stationäre Versorgung als andere Länder«, ist das Fazit eines OECD-Reports von 2013.

Falsche Ökonomie

Das hängt natürlich damit zusammen, dass hierzulande das ursprünglich in Australien entwickelte System der »diagnosis-related groups« (DRGs; siehe auch Seite 99) bis ins Absurde getrieben wurde: Während Budgets dort nur für 698 Behandlungstypen festgeschrieben wurden und die DRGs vor allem eingesetzt werden, um klinikintern die Ökonomie zu steuern, gibt es in Deutschland doppelt so viele. Auf Druck der Krankenkassen wurden hier so viele Leistungen wie möglich »bepreist«, um vergleichbare Preise in den verschiedensten Krankenhäusern zu erzwingen. Dieses System ist also nicht für die Patienten ersonnen worden, sondern für die Ökonomen. Ist ein Budget für ein bestimmtes Krankheitsbild, etwa einen Vorderwandinfarkt, aufgebraucht, werden Patienten oft viel zu früh und unabhängig von ihrem Gesundheitszustand entlassen. Lieber werden sie dann nach wenigen Tagen erneut aufgenommen, denn dann gilt eine neue DRG-Ziffer.

Die Gesundheitspolitik muss erkennen, dass sich durch die herrschende Konkurrenzökonomie nur vordergründig und kurzfristig Kosten einsparen lassen. Die Krankenhäuser dürfen nicht länger ausschließlich nach Renditegesichtspunkten geführt werden, sondern müssen sich am Gemeinwohl, an Gesundheit orientieren. Für Kranke (und erst recht für Sterbende) ist ein Klima der Fürsorge, des Schutzes und des Vertrauens unabdingbar und zahlt sich letztlich aus. Gleichzeitig zieht sich der Staat immer weiter aus der Forschung zurück, was insbesondere in der Medizin fatal ist: Es kann nicht sein, dass der Großteil der modernen medizinischen Therapie von Interessen der Pharmaindustrie und der Medizintechnikhersteller geprägt ist. Eine Prüfung von Medizinprodukten nur auf Eignung – ohne nach Nutzen und Risiko zu fragen (CE-Zeichen) – durch privatwirtschaftlich organisierte und von den Herstellern bezahlte Kontrollinstanzen bedeutet, Patienten zu »Versuchskaninchen der Medizinprodukte-Industrie« zu machen (Ulrike Elsner, Ersatzkassenvorstand, Frankfurter Rundschau 22.10.2013). Der Brustimplantate-Skandal ist das letzte Beispiel in einer langen Reihe organisierter Verantwortungslosigkeit. Diese Auffassung hat nichts mit Überregulierung oder Industriefeindlichkeit zu tun. Die viel strengeren Anforderungen der amerikanischen Zulassungsbehörde Food and Drug Adminstration (FDA) haben dem Industriestandort nicht geschadet. Vielmehr haben sie die Gerätehersteller zu mehr Innovations-Anstrengungen gezwungen. Der Weltmarktanteil der USA an Medizinprodukten liegt bei 40 Prozent. Die Passivität der Gesundheitspolitik ebnet den Weg in eine grenzenlose Technisierung der Medizin und verhindert die Förderung und Wahrnehmung nichtindustrieller und alternativer Heilmethoden.

Die Passivität der Gesundheitspolitik ebnet den Weg in eine grenzenlose Technisierung der Medizin und verhindert die Förderung alternativer Heilmethoden.

Medizin und Gesundheitsförderung finden eben nicht nur im Krankenhaus und in der Praxis statt. Ärzte wie Ignaz Semmelweis (1818–1865), der die allgemeinen Hygienemaßnahmen revolutioniert hat, Max von Pettenkofer (1818–1901), der durch den Bau unterirdischer Kanäle für sauberes Wasser sorgte, oder Rudolf Virchow (1821–1902), der die Armut als Ursache der Tuberkulose erforscht hat, haben wahrscheinlich weltweit mehr Menschenleben gerettet als die Einzelfalltherapie der Neuzeit mit ihren Hightech-Maschinen. Auch die Erfolge der Raucherpolitik des Staates sind ein gutes Beispiel, wie schnell verantwortliches politisches Handeln in Gesundheit umgesetzt werden kann.

Wie aber steht es um den ambulanten Bereich? Wie ich in den vorherigen Kapiteln erläutert habe, lassen sich 90 Prozent der KHK-Diagnosen in der Kardiologie mit einfachen Mitteln wie einer sorgfältigen Anamnese, einer körperlichen Untersuchung und einem Belastungs-EKG von jedem Hausarzt, der auf dem aktuellen Stand ist, stellen. Wer gleich zum Kardiologen geht, läuft Gefahr, sich unnötigen Untersuchungen und vielleicht auch gleich Behandlungen unterziehen zu sollen, die Nebenwirkungen haben und zumindest Stress auslösen.

Überforderte Hausärzte

Im Alltag spielen die Allgemeinmediziner und Hausärzte eine entscheidende Rolle: Sie versorgen zwischen 80 und 90 Prozent der chronisch Herzkranken. Da sie die gesamte Gesundheitssituation ihrer Patienten kennen und häufig auch deren persönlichen und sozialen Hintergrund, also ihren Beruf, ihre individuellen Lebenslagen und vieles andere mehr, wären sie am weitaus besten geeignet, Herzkranke zu behandeln. Sie können ihnen nicht nur Medikamente verschreiben, sondern sollten auch auf die Änderung eines gesundheitsschädlichen Lebensstils hinwirken und dabei beraten.

Auch hier steht Deutschland auf Platz eins: Im Schnitt wird der Hausarzt von jedem Bürger zwölfmal jährlich aufgesucht – das ist einsame Spitze im europäischen Vergleich. Doch verbessert das die Herzgesundheit? Die DETECT-Studie, die zwischen 2003 und 2007 von der TU Dresden an 7500 Patienten durchgeführt wurde, zeigte, dass Hausärzte mit der kardiologischen Versorgung tendenziell überfordert sind, weil sie einen hohen Anteil älterer Patienten mit einer Vielzahl von Begleiterkrankungen (wie Diabetes oder Nierenleiden) haben. Für die spezielle Therapie des Herzleidens ergeben sich daraus komplexe Fragestellungen, zum Beispiel, was die Wechselwirkungen von Medikamenten angeht oder eine eingeschränkte Bewegungsfähigkeit. Eine »immense Routinebelastung« und ein »komplexes Anforderungsprofil«, so beschreiben die Autoren der DETECT-Studie in milden Worten eine Katastrophe, auch angesichts der 60 Patienten, die ein Hausarzt im Schnitt täglich behandelt.

Keine Zeit für zentrale Fragen

Acht Prozent der Bevölkerung sitzen jeden Montag in einer ärztlichen Praxis. 300 Patienten pro Woche für jeden Arzt, das bedeutet im Schnitt 5 Minuten für einen Patienten. In Schweden sind

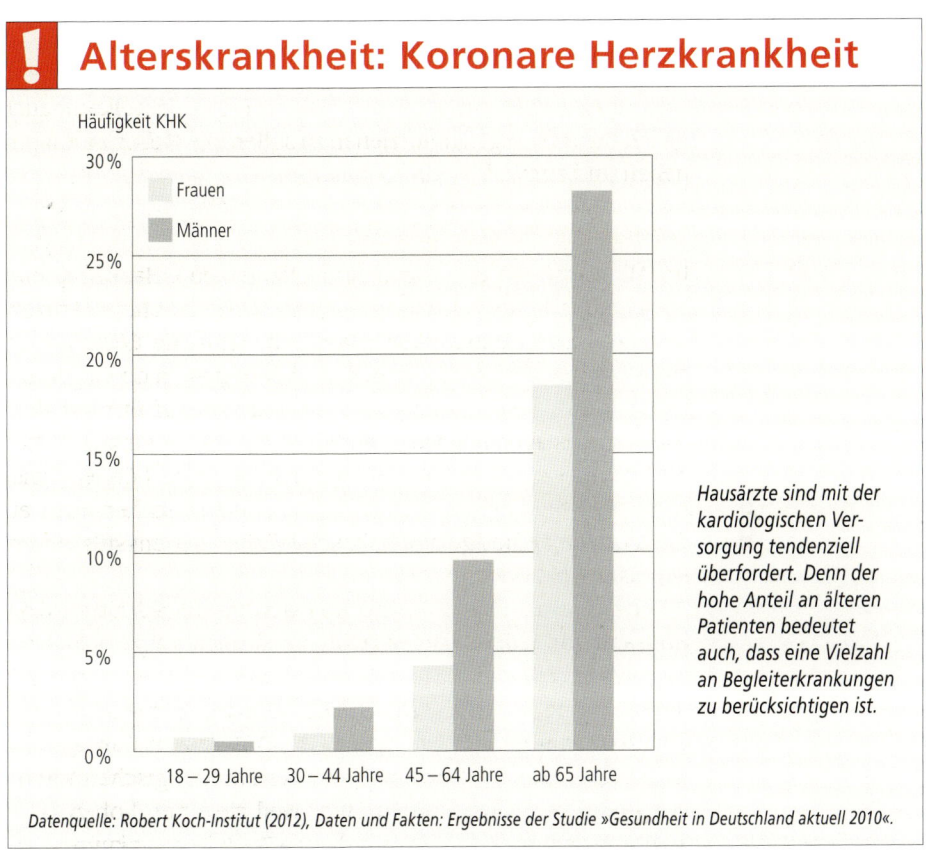

! Alterskrankheit: Koronare Herzkrankheit

Häufigkeit KHK

Frauen
Männer

Hausärzte sind mit der kardiologischen Versorgung tendenziell überfordert. Denn der hohe Anteil an älteren Patienten bedeutet auch, dass eine Vielzahl an Begleiterkrankungen zu berücksichtigen ist.

18 – 29 Jahre   30 – 44 Jahre   45 – 64 Jahre   ab 65 Jahre

Datenquelle: Robert Koch-Institut (2012), Daten und Fakten: Ergebnisse der Studie »Gesundheit in Deutschland aktuell 2010«.

bis zu 28 Minuten die Regel! Wo soll da Zeit bleiben für ein ausführliches Gespräch oder gar eine nachhaltige Lebensstilberatung? Zwar erkennen 95 Prozent der bei DETECT befragten Ärzte die Notwendigkeit dafür, doch 75 Prozent sehen praktische Schwierigkeiten bei der Umsetzung. 30 Prozent glauben gar nicht erst daran, auf diese Weise etwas bewirken zu können.

Als häufigste Hindernisse wurden Zeitmangel, die fehlende Vergütung und die mangelnde Zusammenarbeit (Adhärenz) der Patienten genannt. Auch waren die Hausärzte nicht auf dem neuesten Stand der Forschung, was die Lebensstilmedizin angeht: Nur 33 Prozent kannten die entsprechenden Leitlinien der Europäischen Gesellschaft für Kardiologie (ESC). Immerhin drei Viertel

Telemedizin – Chance für Herzpatienten?

Was tun, wenn keine kardiologische Notambulanz in der Nähe ist und zum Beispiel Herzkranke allein zurechtkommen müssen, wenn sie einen Angina-Pectoris-Anfall erleiden?

Die Telemedizin ist eine der Strategien, die Lösungen angesichts des künftigen Ärztemangels bieten und die Versorgungslücken einer älter werdenden Bevölkerung stopfen soll. Das ist keine Zukunftsvision: Bereits heute gibt es Herzpatienten, die täglich mehrfach ihre Werte messen und die Daten dann per Funk von einem Gerät auslesen lassen, das sie dann an eine Arztpraxis oder Herzambulanz schickt. Per Livestream kann über ein Breitbandkabel sogar ein Rund-um-die-Uhr-EKG gesendet werden. Im Bedarfsfall kommuniziert dann die Fachambulanz mit dem Hausarzt, der dann vielleicht die Dosis eines Entwässerungsmedikaments erhöht, weil der Patient geschwollene Beine hat und das Herz sich aufgrund der Wassereinlagerungen beim Pumpen besonders anstrengen muss. Das Bundesministerium für Gesundheit fördert im Verbund mit renommierten Forschungsinstitutionen, wie etwa der Fraunhofer-Gesellschaft, diese Programme.

Technischer Aufwand, der sich lohnt

Der technische Aufwand ist enorm, auch wenn die Geräte klein und einfach zu handhaben sind. Die Programme sind teuer, doch einzelne Kassen finanzieren sie bereits, etwa für Patienten mit chronischer Herzinsuffizienz: So hat die Deutsche Stiftung für chronisch Kranke zum Beispiel in Zusammenarbeit mit der Techniker

Krankenkasse ein Integriertes Versorgungsprogramm »Telemedizin fürs Herz« als Pilotprojekt angeboten. Die Basis war eine elektronische Patientenakte. Die Patienten mussten dann zunächst engmaschig betreut und geschult werden, bevor sie allein mit der Technik zurechtkamen. Über neun Monate entwickelten sie die notwendige Disziplin und Routine im Umgang mit den Messgeräten, um ihr Herz selbst überwachen zu können. Angeleitet wurden sie dabei von einem speziellen telemedizinischen Zentrum, das rund um die Uhr besetzt und für Fragen, Anleitungen, aber auch einen möglichen Notfalleinsatz zuständig war.

Krisensituationen rechtzeitig erkennen

In Nordrhein-Westfalen oder auch Schleswig-Holstein bietet die DAK seit 2012 ein telemedizinisches Programm in Zusammenarbeit mit den Unikliniken an. Zielgruppe sind Hochrisikopatienten, deren Herzleistung unter 45 Prozent liegt. An der Uniklinik der RWTH Aachen werden rund 400 Patienten mit implantierten Schrittmachern oder Defibrillatoren fernüberwacht. Die Geräte messen sogenannte Vitalparameter wie Herzfrequenz, Herzrhythmus oder den Wassergehalt der Lunge. Sie können mit Geräten zur Blutdruck- und Gewichtsmessung gekoppelt werden. Der Patient erhält einen kleinen Sender (Mobiltelefon oder kleine Box), über den die Implantatdaten an die Ambulanz übertragen werden. Zwei eigens hierfür ausgebildete Fachkräfte führen täglich die Fernabfrage der Apparate durch. Die Hoffnung ist dabei, Ver-

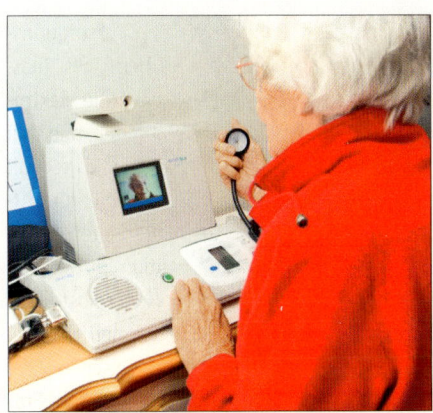

Die tägliche Übermittlung von »Vitalparametern« an eine Ambulanz kann helfen, eine Verschlechterung des Gesundheitszustands rasch zu erkennen.

schlechterungen oder sich anbahnende Krisensituation so rechtzeitig wahrzunehmen, dass ihnen entgegengewirkt werden kann. Solche Programme sollen die »Präsenzmedizin«, also den unmittelbaren Kontakt zwischen Arzt und Patient, reduzieren.

Schnellere Behandlung, bessere Chancen

In Entwicklungsländern oder solchen mit entlegenen Regionen wie Nordschweden oder Kanada wird Telemedizin schon seit vielen Jahren eingesetzt, um Ärzten das Wissen von Spezialisten zur Verfügung zu stellen oder sogar auch, um per Kamera bei Operationen zu assistieren. Nach Ansicht der Weltgesundheitsorganisation bietet die Telemedizin auch in Ländern mit einer schwachen Infrastruktur und einem geringen Gesundheitsbudget viele Vorteile, wenn sie

strategisch richtig eingesetzt wird. Eines der ersten telemedizinischen Programme in Europa war das 1995 gestartete Tele-EKG-Programm. Ambulanzen und Notarztwagen haben die Möglichkeit, die Aufzeichnungen der Herzfrequenz und des Herzschlags an größere spezialisierte Kliniken zu schicken. Das Programm hat die Wartezeit bis zur Behandlung deutlich verkürzt und die Überlebenschancen der Betroffenen um 15 bis 20 Prozent erhöht. Eine wesentliche Voraussetzung dafür: Inzwischen werden in Norwegen 50 Prozent der gerinnungshemmenden Substanzen bereits von Sanitätern verabreicht, auch wenn kein Arzt in der Nähe ist.

In Lübeck wurde im Jahr 2013 zum ersten Mal weltweit ein Implantat zur Überwachung von herzkranken Patienten unter die Haut verpflanzt. Die Klinik für Herz- und thorakale Aortenchirurgie der Universität zu Lübeck nutzt seit 2009 den »EKG event recorder« zur Erfolgskontrolle und kontinuierlichen Überwachung von Operationen von Vorhof-Herzrhythmusstörungen. Das Gerät ist ungefähr so groß wie ein USB-Stick und funktioniert etwa drei Jahre lang. Der Patient kann das Ergebnis selbst zu Hause auslesen und die Daten dann per Telefonkabel direkt an den behandelnden Arzt übermitteln.

In die Telemedizin und auch der Teleüberwachung älterer hilfsbedürftiger Menschen fließen große Summen an Forschungsgeldern. Dieser Technologiezweig mag einige Probleme lösen helfen, doch die so wichtige persönliche Beziehung zwischen Arzt und Patient kann er keinesfalls ersetzen.

wussten, dass die Deutsche Gesellschaft für Kardiologie (DGK) entsprechende Empfehlungen herausgegeben hat. Kritisiert wird auch, dass nur ein Viertel der Hausärzte laut der SHAPE-Studie leitliniengerecht mit der chronischen Herzinsuffizienz umgeht. Obwohl in Deutschland etwa 1,8 Millionen Menschen davon betroffen sind, suchen viele erst spät einen Arzt auf, was wiederum zu einer hohen Anzahl potenziell vermeidbarer Todesfälle führt.

Ein neues Software-Tool soll die Beratung durch die Hausärzte erleichtern: Das Computerprogramm e-ARRIBA, entwickelt an der Universität Marburg, errechnet mithilfe einiger Werte (Blutdruck, Gesamt- und HDL-Cholesterin, Angaben zu Geschlecht und Alter, Zusatzrisiken wie Rauchen, Diabetes und einer familiären Tendenz zu Herz-Kreislauf-Erkrankungen) das Krankheitsrisiko innerhalb der nächsten zehn Jahre. Vor allem aber zeigt es, welchen Erfolg sich die Betroffenen von einzelnen Maßnahmen, zum Beispiel mehr Bewegung oder Gewichtsverlust, versprechen können. Das Programm trägt dem Trend, weg von den klassischen starren Grenzwerten, hin zu mehr individualisierter Medizin, Rechnung: So filtert es Personen heraus, die trotz normaler Blutdruck- und Cholesterinwerte ein deutlich erhöhtes kardiovaskuläres Risiko haben – beispielsweise durch eine Kombination aus familiärer Vorbelastung und Rauchen. Umgekehrt kann e-ARRIBA auch beruhigen, falls nur ein bestimmter Wert auffällig erscheint. Ein Blutdruck von 150/90 mmHg muss nicht unbedingt gleich mit Medikamenten behandelt werden, wenn die restlichen Risikofaktoren schwach ausgeprägt sind.

Kritisiert wird auch, dass nur ein Viertel der Hausärzte laut der SHAPE-Studie leitliniengerecht mit der chronischen Herzinsuffizienz umgeht. Obwohl in Deutschland etwa 1,8 Millionen Menschen davon betroffen sind, suchen viele Patienten erst spät einen Arzt auf, was wiederum zu einer hohen Anzahl potenziell vermeidbarer Todesfälle führt.

Hohes Rückfallrisiko

Hausärzte spielen auch eine wichtige Rolle in der Sekundärprävention, der Verhinderung eines weiteren Herzanfalls. Die Rückfallraten sind hoch: 12 bis 20 Prozent der Patienten mit einem Herzinfarkt oder einer instabilen Angina Pectoris erleiden in den ersten sechs Monaten nach ihrem ersten Zusammenbruch einen neuen Herzanfall. Die ProAcor-Studie versucht, in Zusammenarbeit mit 90 Kliniken und 200 niedergelassenen Kardiologen standardisierte Qualitätskriterien für ein strukturiertes Versorgungsprogramm zu entwickeln. Fraglich ist, ob solche Programme die Situation verbessern könnten. Aus der (Zeit-)Not lässt sich auch damit sicher keine Tugend machen. Wer wird die Herzkranken versorgen, wenn es – zumindest in einigen Regionen – keine Hausärzte mehr gibt?

Kaum ein Land der Welt verfügt über so viele Fachärzte wie Deutschland, und sie werden immer noch mehr. 1979 waren 34,6 Prozent der Niedergelassenen Mediziner Fachärzte (ohne die DDR). 2009 waren es bereits 52,4 Prozent. Die Allgemeinmediziner, hausärztliche Internisten und Kinderärzte bleiben dabei auf der Strecke: 1979 machte ihr Anteil 65,4 Prozent aus, inzwischen ist er auf 47,6 Prozent, also um ein Drittel gefallen. Heute werden von rund 10 000 Medizinern, die jährlich ihre Weiterbildung abschließen, nur noch 10 Prozent Hausärzte. Bis 2020 scheiden 48 000 Ärzte altersbedingt aus. Die Politik muss also dringend die Weichen für eine bessere Grundversorgung stellen.

Technik statt Zuwendung?

Die Telemedizin, auf die viele Gesundheits- und Technologiepolitiker setzen, wird diese Probleme nicht lösen können (siehe Kasten Seite 160/161). Ein Pilotprojekt der Berliner Universitätsklinik Charité untersucht gerade die Praktikabilität der digitalen Gesundheitsversorgung: Messdaten von Körperfunktionen, die per Bluetooth an Computer übertragen werden, oder intelligente Kleidungsstücke und Fußböden, die bei einem Zusammenbruch den Arzt alarmieren. Keine nur angenehme Vorstellung für eine alternde Gesellschaft. Für diejenigen, die Wettbewerb und Konkurrenz und den Sieg von Technik über die Natur über alles stellen, mag das eine Perspektive sein.

Wer aber die überwältigenden wissenschaftlichen Daten zu den Ursachen von Gesundheit und Krankheit vorurteilsfrei bewertet, wird sehen, dass es genau diese Denkweisen und Entwicklungen sind, die uns krank machen. Soziologische oder psychologische Diagnosen wie Überforderungsgesellschaft oder Ich-Erschöpfung beschreiben abstrakt, was beruflich erzwungene Mobilität, Arbeitslosigkeit und prekäre Arbeitsverhältnisse, Konkurrenz und Fremdbestimmtheit bis in den Konsum, Doppel- und Dreifachbelastung von Frauen bewirken. Nämlich eine drastische Zunahme von Psychopharmakaverschreibungen und Krankmeldungen wegen psychischer Erkrankungen. Nach einer

FORSA-Umfrage gab 2013 die Hälfte der Befragten an, Beruf oder Ausbildung seien ihr Stressfaktor Nummer eins, ein Viertel der Berufstätigen klagte über Dauerstress. Dass der Arbeitgeberbeitrag zur gesetzlichen Krankenversicherung gedeckelt und festgeschrieben wurde, ist angesichts des wissenschaftlich erwiesenen Anteils der Arbeitsbedingungen gerade an Herz-Kreislauf-Erkrankungen gesundheitspolitisch kontraproduktiv und skandalös.

Wie wir gesehen haben, sind auch die Erkrankungen des Herzens von diesen dramatischen Einflüssen nicht ausgenommen. Die Depression ist nicht nur häufige Folge eines Infarkts, sie rangiert als Risikofaktor für die koronare Herzkrankheit nach Rauchen und Diabetes bereits an dritter Stelle, gleichauf mit der Hypertonie (KORA-Herzinfarktregister).

Gesamtgesellschaftliche Veränderungen fordern uns alle heraus, zu anderen Visionen zu kommen. Da geht es nicht mehr um das Beherrschen und Ausrotten von Krankheiten, sondern um das gemeinsame Schaffen von Lebensbedingungen, die Gesundheit, Krankheit und Tod als zum Leben gehörend betrachten. Fantasie, Liebe, Gemeinschaft, Spiele und Engagement – Begriffe, die in der Medizin heute Fremdworte sind – bekommen unter diesem Blickwinkel eine zentrale Bedeutung.

Der Arzt und Moderator Eckart von Hirschhausen wies zum Beispiel darauf hin, dass sich die Skandinavier im Schnitt wohler fühlten als die Deutschen, weil bei ihnen mehr in Gesundheit, Bildung und Gemeinschaft investiert werde als anderswo.

Nachhaltig statt kurzfristig

Der Medizin muss es also um nachhaltige Gesundheit statt um kurzfristige Reparatur gehen. Neben die Hightech-Medizin, die im Akutfall Leben rettet und uns viele wertvolle diagnostische Vorteile gebracht hat, muss eine Beziehungsmedizin treten, welche die klassischen Tugenden des Arztberufs wieder belebt: Kommunikation und Empathie. Nicht ohne Grund hat die Bundesärztekammer 2008 alle Ärzte dringend aufgefordert, Belastungen durch Nebenwirkungen von Medikamenten und Eingriffen zu reduzieren, indem sich die Medizin wieder auf die Kraft des Placeboeffekts besinnt. Dabei geht es nicht um unwissenschaftliches Voodoo, sondern um die Heilkraft menschlicher

Einer, der seine Prognose selbst bestimmte

R. B. war 48 Jahre alt als er erstmalig wegen Angina Pectoris von mir herzkatheterisiert wurde. Er hatte zwar eine diffuse Arteriosklerose der Kranzgefäße, aber nur ein kleiner Seitenast war verschlossen, ein anderer Nebenast verengt. Er wurde medikamentös behandelt. Seinen stressigen Beruf als Geschäftsführer eines großen städtischen Unternehmens übte er weiter aus.

Vier Jahre später hatte er während einer Fahrradtour mit Freunden erneut Symptome von Unwohlsein. In einem nahen Krankenhaus wurde ein kleiner Herzinfarkt diagnostiziert. Er ließ sich zwei Tage später in meine Klinik verlegen. Das Ergebnis der zweiten Koronarangiografie war niederschmetternd. Die rechte Kranzarterie verschlossen, der ehemals verengte Nebenast ebenso, der linke Hauptast weit peripher hochgradig verengt. Auch ein Herzchirurg für schwierige Fälle in der Schweiz, den ich konsultierte, sah keine sinnvolle Eingriffsmöglichkeit. In einem langen Gespräch in Anwesenheit seiner Frau legte ich ihm die Berentung und eine psychotherapeutische Unterstützung nahe. Seine Frage nach der Zeit, die ihm noch bleibe, beantworte ich nach kurzer Überlegung – ganz gegen meine Gewohnheit – recht präzise: Fünf bis zehn Jahre.

Von seinem Kardiologen erfuhr ich, dass er noch am Leben war. 26 Jahre nach unserer letzten Begegnung suchte ich ihn auf. Mit großer Freude stellte ich fest: dieser Mann war nicht nur am Leben. Er war im Leben. 78 Jahre, Ruhe und Gelassenheit und Lebensfreude ausstrahlend. Was war geschehen? Er hatte sich damals tatsächlich schweren Herzens berenten lassen. Eine Psychotherapie, einzeln und in der Gruppe, hatte ihm so geholfen, sein verletztes Selbstwertgefühl zu stabilisieren, dass er eine große Psychoanalyse anschloss. Er erfüllte sich einen Jugendtraum und ging an die Universität, studierte Philosophie. Um seine Weltanschauung zu überprüfen, was ihm während seiner Berufstätigkeit nicht gelungen war. Er fing an, eine Autobiografie zu schreiben. Um sich selbst Rechenschaft über sein Leben abzulegen und sich besser zu verstehen. Nur für sich, nicht einmal seine Frau darf sie lesen. Zwölf Jahre lang übernahm er ehrenamtlich die Geschäftsführung einer großen sozialen Einrichtung. Er überstand einen Stent-Eingriff an der erweiterten Bauchaorta, eine Schrittmacheroperation, eine Leistenbruchoperation und die Bestrahlung eines Prostatakarzinoms. Das Rauchen hat er aufgegeben, am ohnehin relativ vernünftig organisierten Essen wenig verändert. Er trinkt ein Glas Rotwein täglich, macht keinen Sport, geht viel zu Fuß.

Drei Ärzte, denen er vertraute – seine Psychotherapeutin, sein Kardiologe und ich – wusste er für Notfall- und Krisensituationen an seiner Seite. Sein Leben, sein Schicksal, seine Prognose hat er, mit seiner Frau und einem aktiven Freundeskreis, aber selber bestimmt. Mit großem, medizinisch unerwartetem Erfolg. Ihn so wiederzusehen, hat mich sehr froh gemacht. Und ein wenig stolz, einer der Ärzte seines Vertrauens gewesen zu sein.

Beziehung. So sollten auch naturheilkundliche Aspekte der Herzmedizin näher erforscht werden, die auf Stressabbau und Selbstregulation des Organismus abstellen.

Statt immer nur die Krankheit in den Blick zu nehmen, sollte die Medizin sich stärker um die Gesundheit kümmern. Es lohnt sich, in diesem Zusammenhang die Grundzüge der Salutogenese genauer zu betrachten. Aaron Antonovsky (1923–1994) war ein amerikanisch-israelischer Soziologe, der sich die Frage stellte, was denn die Wurzeln der Gesundheit seien. Warum wurden einige Menschen unter denselben Lebensbedingungen krank und andere nicht? Alles nur eine Frage der Genetik?

Antonovsky stellte die gängige, mechanisch-technisch geprägte Betrachtung des Organismus als homöostatisches System infrage. Es gebe keinen Idealzustand der Gesundheit, sagte er. Es mache deshalb keinen Sinn, einzelne »Ausreißer« an biometrischen Werten zurückregeln zu wollen, zum Beispiel einen zu hohen Blutdruck. Stattdessen sah er in Krankheit und Gesundheit unterschiedliche Seiten eines Kontinuums der vielen eigenen Lebensgeschichten. Dieses

> *Statt immer nur die Krankheit in den Blick zu nehmen, sollte die Medizin sich stärker um die Gesundheit kümmern.*

stehe unter einem ständigen Anpassungsdruck, was irgendwann die Fähigkeit, sich selbst zu regulieren, erschöpfe. Diese Vorstellung sieht Krankheit als natürlichen Teil unserer Existenz, schließt ein ständiges, unwiderbringliches Absterben von Zellen und auch den endgültigen Tod in das Leben ein. Sie ist ein wesentlich realistischeres und ehrlicheres Bild des Lebens als das »wird schon wieder« der Medizin, die Krankheit als eine Art technische Störung versteht und den Tod verdrängt. Auch den inflationär gebrauchten und auch in der Wissenschaft meist negativ eingefärbten Begriff »Stress« sieht Antonovsky viel gelassener. Stress gehört zum Leben. Ob er gesundheitlichen Schaden anrichtet oder uns stark macht, hängt entscheidend davon ab, wie Menschen ihn bewältigen, verarbeiten, abpuffern können. Mit den Grundlagen dieses »wie« beschäftigt sich die Salutogenese.

Sie fragt: Warum interessiert sich kaum jemand in der Medizin dafür, warum man gesund ist? Die digitale Technologie macht es leicht, alle möglichen Daten zu sammeln. Sie sucht dann nach Häufigkeiten, verbindet diese – und schon ist eine neue Krank-

Fühlen, nicht wissen – das Kohärenzgefühl

Eine Patientin antwortet auf die Frage, was sie glaube, warum sie einen Herzinfarkt bekommen habe: »Ich weiß nicht ... Wissen Sie, uns geht es doch prima, wir haben ein schönes Häuschen auf der Rosenhöhe, es ist abbezahlt. Unserem Sohn geht's gut, er ist aus dem Haus.« Der anwesende Ehemann kommentiert das: »Meine Frau hat sich ja so lange ein Kind gewünscht. Sie war schon 40, als sie es bekommen hatte. Und dann haben wir das Haus gekauft, und sie hat ihren Beruf aufgegeben. Sie war ja Prokuristin ...«

Die Patientin: »Ja, das war schön in dem neuen Haus, aber anders. In unserer alten Wohnung, da hatten wir so nette Nachbarn. Wenn ich da morgens vor die Haustür gegangen bin, da hat man ein bisschen geschwätzt, was man heute kocht und so. In dem neuen Haus war das ganz anders. Da hat man sich gerade mal ›Guten Morgen‹ gesagt. Und dann habe ich ja den Brustkrebs gekriegt – aber ist ja alles gut gegangen.« Der Mann: »Aber dann kam ja der Krebs in der anderen Brust.«

»Na ja, ist ja alles gut geworden. Wir haben ja auch den Dickdarmkrebs von meinem Mann gut überstanden. Uns geht's wirklich gut. Ich kann Ihnen ehrlich nicht sagen, warum ich einen Herzinfarkt bekommen habe.«

Diese Krankengeschichte macht den Begriff Kohärenzgefühl plastisch: Es muss nicht immer alles in unserem Leben analysiert und vom Verstand eingeordnet werden können.

heit definiert, samt ihrem Risikofaktor. Jedem, dem dieser Risikofaktor zu eigen ist, wird damit Angst gemacht. Aber ein Risikofaktor ist nur ein Hilfsmittel bei der Suche nach Ursachen einer Krankheit und in den seltensten Fällen die Ursache selbst. Risikofaktoren beherrschen das medizinische Denken. Dabei müsste klar sein, dass man alleine durch die Bekämpfung eines Risikofaktors noch lange nicht gesund ist. Denn umgekehrt werden auch die meisten der Träger eines Risikofaktors gar nicht krank.

Mehr Individualität

Krank und gesund sind keine gegensätzlichen Zustände. Sie können gleichzeitig vorliegen. Auf welchem Punkt zwischen diesen Polen sich ein Mensch einordnet, hängt nicht nur von der Biochemie, dem Virus oder Bakterium ab, sondern von seiner gesamten Geschichte, seiner Einstellung. Da spielt hinein, wie er als Säugling, als Kind, als Jugendlicher mit Stress konfrontiert wurde und vielleicht gelernt hat, damit konstruktiv umzugehen, oder ob er früh Unzuverlässigkeit und Hilflosigkeit erfahren musste. Ob er die Welt um sich herum versteht und daraus Wege ableiten kann, allein oder mit Freunden, der Natur oder einem Gott Krisen zu bewältigen. Und ob er sich Lebensbereiche geschaffen hat, die ihm am Herzen liegen, die für ihn ganz persönlich Sinn machen. Ob er gelernt hat, Belastungen als Herausforderungen anzunehmen, statt sie als Last zu begreifen. Antonovsky nannte diese Eigenschaften das »Kohärenzgefühl«. Menschen mit einem hohen Kohärenzgefühl haben ein tief verwurzeltes Vertrauen, dass der Stress, unter dem sie stehen, vorherseh- und erklärbar ist. Dass es Mittel gibt, Anforderungen als Herausforderung statt als Last zu begreifen und ihnen standzuhalten. Und dass sich das am Ende lohnen wird. Antonovskys Arbeit macht deutlich, dass jeder Mensch – das Wort Patient möchte ich hier vermeiden – etwas für seine Gesundheit tun kann. Und zwar aus sich heraus oder im Verbund mit anderen, jedenfalls nicht nur mithilfe der Medizin.

Menschen mit einem hohen Kohärenzgefühl haben ein tief verwurzeltes Vertrauen, dass der Stress, unter dem sie stehen, vorherseh- und erklärbar ist.

Entmystifizierung der Medizin

Das zeigt uns auch, dass die Technik in der Medizin mystifiziert wird, vor allem die Hightech-Kardiologie. Die Lobeshymnen auf die neuesten Super-Apparate versperren uns einen realistischen Blick auf die tatsächlichen und eher bescheidenen Erfolge dieser Technik. Diese Scheuklappen tragen auch viele Ärzte. Sie waren auch viel zu lange meine eigenen. So ist es kein Zufall, dass nicht Ärzte, sondern dass vor allem Soziologen und Psychologen eine andere Vorstellung von Heilung haben als das Reparaturmodell der cartesianischen Medizin. Die Sprache des Herzens wieder zu entdecken, soziale Isolation zu durchbrechen, Freundschaften zu pflegen, Kindern ein nicht nur behütendes, sondern auch ihre Fähigkeiten förderndes Umfeld zu schaffen, den eigenen Körper zu respektieren, auf seine Signale zu hören und sie zu beachten – all das können wir üben und lernen.

Auch in der klassischen, pathogenetisch orientierten Medizin wird ein vorsichtiges Umdenken erkennbar. Bei vielen Ärzten wird das Unbehagen größer, Tausende von Menschen nebenwirkungsreich behandeln zu müssen, um für nur Hunderte Erfolge zu erzielen. Die individualisierte Therapie – wie sie vor allem in der Krebsbehandlung propagiert wird – sucht vermehrt nach persönlichen Markern, die vorhersagen können, ob einem konkreten Patienten mit einer bestimmten Therapie zu helfen ist. Sie sucht nach Körperparametern mit den Mitteln von Labortests und gentechnischen Analysen. Dennoch ist es ein erster Schritt, weg von der Normierung einer Massentherapie. Der nächste Schritt muss nun sein, auch die sozialen und biografischen Faktoren von Gesundheit und Krankheit in den Fokus zu nehmen. Schuldzuschreibungen wie »Warum kommen Sie erst jetzt?«, »Warum rauchen Sie noch?« helfen nicht weiter. Selbstverantwortung kann man nicht einfordern, ohne die sozialen Umstände des Patienten zu berücksichtigen. Hier geht es erst einmal um ein Verstehen, warum ein Mensch an diesen Punkt, etwa einen Herzinfarkt, gekommen ist. Normierte Anweisungen, wie ein Patient sein Leben zu gestalten habe, lösen nur Schuldgefühle und damit Widerstand aus.

Vertrauen zurückgewinnen

So könnte die Medizin das verlorene Vertrauen bei ihren Patienten zurückgewinnen. Die fordern vor allem Zeit, um ihre Probleme zu schildern, und sie bestehen darauf, dass ihnen ihre Krankheit und die Therapieoptionen verständlich erklärt werden. Schließlich ist der massive Vertrauensverlust der Grund dafür, warum sich immer mehr Patienten eine unabhängige Patientenberatung wünschen. Vertrauen ist eine endliche Ressource. Das wächst nicht einfach nach. Patienten brauchen Ärzte, Ärzte brauchen Patienten. Wir können Ärzte nach ihrem Können, nach Sympathie wählen. Auf Vertrauen aber sind wir alle angewiesen. Deshalb ist es so wichtig, sein Herz zu öffnen – für Patienten und Ärzte.

Mein persönlicher Eindruck aus meiner Beratertätigkeit widerspricht der gängigen Behauptung, dass Patienten nur fordern, aber selbst zu wenig dafür tun, gesund zu werden. Ein Patient, der sich ernst genommen fühlt und Vertrauen hat, ist auch bereit, etwas für seine Gesundheit zu tun. Nicht nur Schmerzhaftes wie das Erdulden von Eingriffen und Operationen, sondern auch Anstrengendes wie die Veränderung seines Lebensstils. Aber so viel positive Rückmeldungen ich auch von meinen Patienten bekomme und so viel Freude mir diese Arbeit macht, so sehr wünschte ich mir, dass sie überflüssig wäre, weil sich mein eigenes Fach zu einer humanen Herzmedizin wandelte.

Zitate, die nachdenklich stimmen

Einige sehr schöne historische und eigene Zitate aus dem Buch »Die verlorene Kunst des Heilens« von Bernard Lown (Suhrkamp, Frankfurt 2012) möchte ich Ihnen ans Herz legen:

»Dort, wo es Liebe zum Menschen gibt, findet sich auch Liebe zur Kunst. Manche Patienten werden – obgleich sie sich des Ernstes ihrer Lage bewusst sind – allein schon durch ihr gutes Einvernehmen und die Zufriedenheit mit ihrem Arzt wieder gesund.«
(Hippokrates)

»Ein Arzt muss über Wahrnehmungsvermögen und Tastsinn verfügen, die es ihm ermöglichen, sich in die Befindlichkeit des Patienten einzufühlen.«
(Paracelsus, 16. Jh.)

»Zuhören können ist das komplizierteste und schwierigste aller Instrumente im Repertoire eines Arztes.«

»Jede Gemütsregung, die entweder von Schmerz oder Lust, Hoffnung oder Furcht begleitet wird, ist die Ursache einer Erregung, deren Einfluss sich bis zum Herzen erstreckt.«
(William Harvey)

»Krankheit ist demütigend und nagt am Selbstwertgefühl. Sie macht die Patienten ganz besonders verwundbar gegenüber den Worten eines Arztes, von dem ihre Gesundung und ihr Leben abhängen.«

»Wenn es eine Partnerschaft in der Medizin geben soll, dann muss der Patient der ranghöhere Partner sein, der nicht davon abgebracht werden darf, das entscheidende letzte Wort zu sprechen.«

»..., dass das ›Goldene Zeitalter‹ der Medizin im Schwinden begriffen sei, da die Sorge um den Patienten von der ausschließlichen Konzentration auf die Krankheit abgelöst werde.«

»Ich versuche niemals, einem Patienten kategorische Beschränkungen aufzuerlegen.«

»In unserem modernen Zeitalter nährt die zunehmende Nähe von Medizin und Wissenschaft die Illusion, beide seien identisch.«

»Neues beginnt damit, zu sehen, was jeder sieht, und zu denken, was niemand denkt.«
(C. Bernard, franz. Physiologe des 19. Jh.)

»Die Medizin wurde noch stärker depersonalisiert. Die Technologie wurde vorrangig, und die Patienten rückten auf den zweiten Platz. Ein Paradoxon meines Lebens und seine ganze Ironie ist, dass meine Forschungsarbeiten genau den Dingen Vorschub geleistet haben, die ich zutiefst missbillige.«

»Die Arroganz, die Ärzte oft verbreiten, ist ein durchsichtiger Deckmantel für enorme Unsicherheit. Demut ist nicht den Jungen gewährt, sondern den Alten geschenkt.«

Der Patient als Partner

Dass Technikbegeisterung und humanes Engagement in der Medizin kein Gegensatz sein müssen, hat der US-Kardiologe Bernard Lown gezeigt. Dieser international anerkannte Wissenschaftler und Kardiologe hatte in den 60er-Jahren den Gleichstrom-Defibrillator erfunden, der bis heute vielen Menschen mit Kammerflimmern das Leben gerettet hat. An der Erforschung von Herzrhythmusstörungen, dem Aufbau spezieller Behandlungszentren (coronary care units, CCUs), den Intensivstationen für Herzkranke, und der Erforschung des sogenannten plötzlichen Herztods war er maßgeblich beteiligt.

Mitten im Kalten Krieg und während der weltweiten nuklearen Aufrüstung nutzte Lown seine internationalen Kontakte und gründete zusammen mit dem sowjetischen Kardiologen Jewgeni Tschasow die »Internationalen Ärzte für die Verhütung des Atomkriegs« (IPPNW), für die beide 1985 mit dem Friedensnobelpreis ausgezeichnet wurden. So wie bereits Rudolf Virchow 150 Jahre vorher gesagt hatte, dass Politik »Medizin im Großen« sei, hatte Lown erkannt, dass in einer Zeit der industrialisierten Medizin es auch für den Arzt notwendig ist, sich gesellschaftlich einzumischen.

Die vielen Begegnungen mit Patienten, die Lown in seinem Buch »Die verlorene Kunst des Heilens« beschreibt, sind von einem so wunderbaren Verständnis von Einfühlsamkeit und Herzenswärme geprägt, dass man sie jedem Arzt zur Pflichtlektüre machen möchte. Und wenn er seine Berufsauffassung und die seiner Lehrer beschreibt, ist das auch ein guter Leitfaden für Patienten auf der Suche und für das Beurteilen eines Arztes, dem sie vertrauen können (siehe Kasten links).

Finden Sie den Arzt Ihres Vertrauens

Ein gut organisierter Arzt gibt seinem Patienten das Gefühl, er habe alle Zeit der Welt für ihn. Das darf den Patienten aber nicht dazu verleiten, den objektiven Zeitmangel des Arztes zu verdrängen. Bereits vor der Visite sollte er sich eine präzise Schilderung seiner Beschwerden überlegen, lernen, Nebensächliches wegzulassen. Medikamente, die man einnimmt, sollten mitgebracht oder, einschließlich der Dosierung, genau genannt

171

Zehn Tipps für den Arztbesuch

Arzt und Patient, das ist eine störanfällige Allianz. Zwei weitverbreitete (Vor-)Urteile, die die Arzt-Patient-Beziehung stören können, sind »Mein Arzt hört mir nicht zu, er nimmt sich zu wenig Zeit für mich« und »Die Patienten haben eine zu hohe Anspruchshaltung, sie erzwingen unnötige Untersuchungen oder Medikamente«. Beides kann im Einzelfall zutreffen. Beide Partner haben aber auch Möglichkeiten, nicht in solche Fallen zu treten. Was aber können Sie als Patient tun? Die nachfolgenden Tipps sollen Ihnen dabei helfen, sich gezielt auf den Arztbesuch vorzubereiten und nichts Wichtiges zu vergessen.

1. Bringen Sie alle Ihre Medikamente, besser noch eine Liste mit Namen und Dosierungen, zum Arztbesuch mit. Vergessen Sie dabei auch nicht die gelegentlich eingenommenen und privat gekauften Medikamente und Nahrungsergänzungsmittel (z. B. Kalzium, Zink oder Vitamine).

2. Überlegen Sie sich vor dem Arztbesuch genau, welche Beschwerden Sie haben, und lassen Sie keine aus. Ob Sie für Ihre Behandlung wichtig oder unwichtig sind, kann nur der Arzt entscheiden.

3. Machen Sie sich Stichworte, welche Fragen Sie Ihrem Arzt stellen möchten.

4. Registrieren Sie, dass Ihr Arzt unter Zeitdruck ist, dann bitten Sie ihn um einen Extratermin, an dem Sie Ihr Anliegen ausführlich vorbringen können.

5. Stellen Sie keine eigenen Diagnosen. Das führt eventuell zu unnötigen Untersuchungen oder vorschnellen Rezepten.

6. Will der Arzt Sie zum Spezialisten überweisen, fragen Sie, was genau der machen soll und warum. Und bitten Sie darum, diese Begrenzung in der Diagnostik auf der Überweisung zu vermerken – damit vermeiden Sie unnötige Untersuchungen.

7. Fragen Sie bei jedem Test, ganz gleich ob Blutwerte oder apparative Untersuchungen, was diese abklären sollen und welchen Einfluss sie auf die einzuschlagende Therapie haben.

8. Fragen Sie nach Nebenwirkungen der diagnostischen und therapeutischen Maßnahmen und nach möglichen Alternativen.

9. Fragen Sie immer, ob »Abwarten und Beobachten« eine Alternative wäre, welche Vor- und Nachteile das hätte.

10. Bitten Sie beim Spezialisten immer um eine Kopie des Berichts an den Hausarzt an Ihre Anschrift.

werden können. Auch klare Angaben zu den erfahrenen Nebenwirkungen sind hilfreich (siehe auch Kasten links).

Ich kenne viele Patienten, die weit gereist sind, um sich möglichst den bekanntesten Arzt für eine bestimmte Disziplin auszusuchen. Das war nicht immer die beste Lösung. Berühmt und bekannt wird man in der Medizin durch Schreiben wissenschaftlicher Veröffentlichungen. Die Ärzte, die mir persönlich und durch Berichte von Patienten als besonders empfehlenswert galten, habe ich selten auf den vordersten Plätzen von Ranglisten in Magazinen oder auf Internetportalen gesehen. Sich bei vertrauenswürdigen Patienten umhören und seinem Bauchgefühl folgen ist aus meiner Sicht der bessere Weg, den Arzt seines Vertrauens zu finden.

Es gibt nichts Gutes, außer man tut es

Sie sind am Ende meines Buches angelangt. Vielleicht sind Sie zufrieden, etwas klüger, vielleicht aber auch enttäuscht und haben mehr Handlungsanweisungen erwartet. Es galt aber, einen Spagat hinzubekommen. Mehr Informationen zu geben darüber, was gesichert ist in der Kardiologie, damit Sie – jenseits der unterschiedlichen Interessen von Politik, Krankenkassen, Industrie und Ärzten – besser »gerüstet« sind, für Ihre Gesundheit zu kämpfen.

Auf der anderen Seite aber müssen wir »abrüsten«, nicht nur eine übertechnisierte Medizin. Bei uns selbst können wir damit anfangen. Denn ein ständig gerüstetes, gepanzertes Herz macht uns hartherzig und herzlos. Engagement ist gesünder als Kampf, ebenso Gelassenheit und Toleranz mit sich selbst und anderen. Und das »sensibel werden« für die eigenen und die Bedürfnisse der anderen. Das »Herz öffnen« heißt, auf die Suche gehen, Hilfe annehmen, von guten Ärzten, Yogalehrern, Psychotherapeuten. Und es heißt, Feindseligkeiten abbauen, Freundschaften suchen und pflegen. Denn: »Man ist nicht nur verantwortlich für das, was man tut, sondern auch für das, was man nicht tut« (Laotse).

Die Medizin braucht Wiederbelebung. Der medizinische Begriff dafür, Reanimation, heißt wörtlich übersetzt eigentlich Wiederbeseelung. Das sagt alles.

Glossar

Ablation: Elektrische oder thermische Unterbrechung von elektrischen Leitungsbahnen des Herzens, die zu schnellen Herzrhythmusstörungen führen

Absolute Arrhythmie: > Vorhofflimmern

AHA: American Heart Association (amerikanische Gesellschaft der Kardiologen)

AICD: automatic implantable cardioverter defibrillator; Herzschrittmacher, der Kammerflimmern erkennen und durch automatischen Stromstoß beenden kann

Anamnese: Krankenvorgeschichte, umfasst Familienbelastungen, Vorerkrankungen, Entstehung und Beschreibung der aktuellen Symptome

Angiografie: Darstellung von Gefäßen mit > Kontrastmittel und Röntgentechnik

Aorta: Hauptschlagader, von der linken Herzkammer abgehend, über die das sauerstoffreiche Blut in den Körper und seine Organe fließt

Aortenklappe: Dreizipfliges Klappenventil zwischen linker Herzkammer und > Aorta

Arrhythmie: Herzrhythmusstörung, unregelmäßiger Puls (> Tachyarrhythmie, > Bradyarrhythmie)

Arteriosklerose: Auch Atherosklerose. Verfettung und Verkalkung von Schlagaderwänden, die oft zu Verengungen führt (> Stenose)

ASS: Acetylsalicylsäure, Aspirin®

Auskultation: Abhören von Herztönen und Lungengeräuschen mit dem > Stethoskop

AV-Knoten: Atrioventrikularknoten. Ansammlung von Zellen des Reizleitungssystems zwischen Vorhöfen und Kammern, in dem die vom > Sinusknoten kommende Erregung verzögert wird

AVNRT: AV-Knoten-Reentry-Tachykardie (> AV-Knoten, > Reentry-Tachykardie). Krankhaft kreisende elektrische Erregung in einer zwischen Vorhof und Kammer liegenden Ansammlung von Zellen, die zu Pulsbeschleunigung führt

Ballonkatheter: Plastikschlauch mit hochdruckresistentem, wurstförmigem Ballon zur Aufdehnung von Gefäßengstellen oder > Stents

Belastungs-EKG: Auch Ergometrie. Aufzeichnung der unter Belastung auf einem Ergometer auftretenden Veränderung der Herzströme, z. B. bei einer Durchblutungsstörung

BMS: bare metal stent. Unbeschichteter Metall-Stent, im Unterschied zum > DES

Bradykardie: Langsamer Puls

Bradyarrhythmie: Langsamer unregelmäßiger Puls

CRP: C-reaktives Protein. Laborwert, der Entzündungen des Körpers anzeigt, die auch bei der Arteriosklerose eine Rolle spielen

CRT: Cardiale Resynchronisationstherapie. Ein > Herzschrittmacher-Verfahren, in dem, bei schwerem Herzmuskelschaden, mit zwei Sonden beide Herzkammern wieder in einen aufeinander abgestimmten Arbeitsablauf gebracht werden sollen

CT: Computertomografie. Spezial-Röntgenuntersuchung von Organen in mehreren Schichten durch rotierende Röhren. Der Computer kann diese Schichten zu dreidimensionalen Organbildern zusammensetzen. Mit > Kontrastmittel ist auch eine Darstellung der Herzkranzgefäße möglich.

Defibrillator: Gleichstromapparat, um > Kammerflimmern zu beseitigen oder > Vorhofflimmern in > Sinusrhythmus zu überführen; > Kardioversion

DES: drug-eluting stent. Mit Zellgiften beschichteter > Stent, der das Wachstum im Zielgefäß hemmen soll, das zu einer Wiederverengung führen kann

DGK: Deutsche Gesellschaft für Kardiologie

Diastole: Erschlaffungsphase der Herzkammer (> Systole)

DRG: diagnosis-related groups. Fallpauschalen, mit denen Kliniken einen »Fall« mit der Krankenkasse abrechnen müssen. Komplexes System, das eine aufwendige Dokumentation aller Prozeduren, Nebendiagnosen und Behandlungsbesonderheiten erfordert

Duale Plättchenhemmung: Behandlung mit > ASS und einer weiteren Hemmsubstanz der natürlichen Verklebungstendenz der Blutplättchen, wie sie nach Stent-Therapie empfohlen wird

Echokardiografie: Umgangssprachlich auch Herz-echo. Ultraschalluntersuchung des Herzens zur Beurteilung der Herzklappen, > Vorhöfe und Kammern (> Ventrikel) durch Untersuchung von außen über den Brustkorb (transthorakal, > TTE)

EF: ejection fraction. Rechengröße der Auswurfleistung (Ejektionsfraktion) der linken Herzkammer, deren Normalwert nicht – wie man durch die Prozentangabe vermuten könnte – bei 100, sondern bei 60 Prozent und darüber liegt

EKG: Elektrokardiogramm. Aufzeichnung der elektrischen Aktivitäten des Herzens zur Diagnostik krankhafter Veränderungen

Embolie: Blutgerinnsel, die im Kreislauf fortgeschwemmt werden und Gefäße verschließen können. Im kleinen Kreislauf führen sie zu Lungenembolien, im großen Kreislauf zu anderen Organembolien, am gefürchtetsten ist die Hirnembolie mit Schlaganfall (> Vorhofflimmern)

EPU: Elektrophysiologische Untersuchung durch Rechtskatheter bei Herzrhythmusstörungen

ESC: European Society of Cardiology = Europäische Gesellschaft für Kardiologie. Repräsentiert 80 000 Kardiologen, hauptsächlich aus den nationalen kardiologischen Gesellschaften Europas

Evidenzbasierte Medizin: Medizinische Praxis nach international anerkannten Studienergebnissen an möglichst vielen Patienten (Evidenz = lat. für das dem Augenschein nach unbezweifelbar Erkennbare)

FDA: Food and Drug Administration. Amerikanische Zulassungs- und Kontrollbehörde für Lebens- und Arzneimittel sowie Medizinprodukte

Guidelines: Leitlinien. Empfehlungen für die Behandlung von Krankheiten nach Evidenz, d. h. nach

Ergebnissen nachvollziehbarer Studien oder glaubwürdiger Expertenmeinungen. Die wichtigsten Guidelines kommen von > AHA, > DGK und > ECS

HDL: high-density lipoprotein. Der »schützende« Anteil am Gesamtcholesterin (> LDL)

Herzinsuffizienz: Herzschwäche, entsteht durch Verlust von Herzmuskel durch Infarkt (systolische Herzinsuffizienz) oder Schädigung durch hohen Blutdruck oder Verengung der > Aortenklappe (diastolische Herzinsuffizienz)

Herzkatheter: Plastikschlauch zum Einbringen von > Kontrastmittel in das Herz. Oft auch als Kurzform für die Herzkatheteruntersuchung gebraucht; > Rechtsherzkatheter und > Linksherzkatheter

Herzkatheterlabor: Untersuchungsraum mit Röntgeneinrichtung für Herzkatheteruntersuchungen

Herzschrittmacher: Unter die Haut des Brustkorbs eingepflanzte, maximal streichholzschachtelgroße Apparatur, die bei Verlangsamung oder Aussetzen des Pulses den Herzmuskel zu ausreichender Pumpleistung elektrisch anregt

HF-PEF: heart failure with preserved ejection fraction (> EF). Diastolische Herzinsuffizienz, die mit einer nicht reduzierten EF einhergeht

HF-REF: heart failure with reduced ejection fraction (> EF). Systolische Herzinsuffizienz, eine Herzschwäche durch eingeschränkte Pumpleistung

HRV: heart rate variability = Herzfrequenzvariabilität. Bezeichnet die gesunden, von Schlag zu Schlag minimal variierenden Abstände zwischen den Pulsschlägen

Indikation: Feststellung der Notwendigkeit einer Untersuchung, eines Eingriffs oder eines Therapieverfahrens anhand anerkannter wissenschaftlicher Kriterien in einer bestimmten klinischen Situation

INR: international normalized ratios = international normierte Werte. International vergleichbarer Standard zur Messung der Gerinnbarkeit des Blutes unter blutverdünnender Therapie. Ohne Marcumar® ist er 1, bei ausreichender therapeutischer Dosierung von Marcumar® 2,5 bis 3,5.

IVUS: Intravaskulärer Ultraschall. Analysiert mit an Herzkatheterspitzen montierten Ultraschallsonden die Beschaffenheit der Gefäßwand oder die ausreichende Entfaltung von > Stents

Kammerflimmern: Meist durch Herzmuskelschäden hervorgerufene, extrem schnelle Kammererregung, die unbehandelt zum Tod durch Pumpversagen führt. Nicht zu verwechseln mit dem weit weniger bedrohlichen > Vorhofflimmern.

Kardio-CT: > CT des Herzens

Kardiovaskulär: Herz und Gefäße betreffend. Als kardiovaskuläre Erkrankungen werden i. d. R. die arteriosklerotisch bedingten Krankheiten der Gefäße von Herz, Hirn und Beinen sowie der > Aorta zusammengefasst.

Kardioversion: Elektroschockbehandlung von Patienten mit Vorhofflimmern, um den regelmäßigen > Sinusrhythmus wiederherzustellen

Kontraktion: Fähigkeit der Herzmuskelzelle, sich zusammenzuziehen. Das rhythmische Zusammenziehen und Erschlaffen der Herzkammern führt zur Pumpfunktion des Herzens, die den Blutkreislauf unterhält.

Kontrastmittel: Chemische Flüssigkeiten, die das Organ- oder Gefäßinnere bei Röntgenuntersuchungen (jodhaltige Röntgenkontrastmittel) oder > MRT-Untersuchungen (Gadolineum) sichtbar machen

Koronarangiografie: Darstellung der Herzkranzgefäße mit > Kontrastmittel und Röntgentechnik zur Feststellung krankhafter Veränderungen oder von Verschlüssen

Koronarangioplastie: Auch > PTCA oder > PCI. Behandlung von > Stenosen oder Verschlüssen von Koronararterien mit > Ballonkatheter oder > Stents

Koronargefäße: Herzkranzgefäße, Koronararterien. Die drei um das Herz liegenden Schlagadern, die das Herz mit Sauerstoff und Nährstoffen versorgen

LDL: low-density lipoprotein. Der schädliche Anteil am Gesamtcholesterin (> HDL)

Limbisches System: Auch »emotionales Gehirn«, entwicklungsgeschichtlich ältere Funktionseinheit

des Gehirns, das bei der Verarbeitung von Gefühlen eine besondere Rolle spielt; > Neocortex

Linksherzkatheteruntersuchung: Röntgenuntersuchung mit Kinofilmaufzeichnung mit Einbringen von > Kontrastmittel in die linke Herzkammer und die Kranzgefäße (> Koronarangiografie)

Mitralklappe: Zweizipflige Klappe mit Ventilfunktion zwischen linkem > Vorhof und linker Herzkammer (> Ventrikel)

MRT: Magnetresonanztomografie

mSv: Millisievert. Maß für die Strahlenbelastung, z. B. durch Röntgenstrahlen

Myokard: Herzmuskelgewebe

Myokardinfarkt: Herzinfarkt

Myokarditis: Herzmuskelentzündung

Myokardszintigrafie: Verfahren zur Beurteilung von Durchblutungsstörungen des Herzens; > SPECT

Neocortex: Hirnrinde. Entwicklungsgeschichtlich neuere Funktionseinheit des Gehirns, in der u. a. die spezifisch menschlichen Funktionen wie Sprache und Intelligenz koordiniert werden; > Limbisches System

NOAKs: Neue orale Antikoagulanzien, Medikamente zur Gerinnungshemmung, die anders als Marcumar® keine Gerinnungskontrollen mehr erfordern

NSTEMI: non-ST segment elevation myocardial infarction = Nicht ST-Hebungsinfarkt; inkompletter Herzinfarkt; > STEMI

NYHA: New York Heart Association. Die Gesellschaft der New Yorker Kardiologen hat die weltweit noch angewandte und nach ihr benannte Einteilung der Herzinsuffizienz in vier Stadien nach dem Grad der Luftnot des Patienten in die Wissenschaft eingeführt.

Ödeme: Flüssigkeitsansammlung in Organen durch Stauung oder Entzündung, z. B. in den Beinen bei > Herzinsuffizienz

Off-pump: Ohne Pumpe, d. h. Operation am schlagenden Herzen ohne Herz-Lungen-Maschine

Parasympathikus: Für Erholung und Schonung zuständiger Teil des > vegetativen Nervensystems

PCI: Perkutane koronare Intervention (> Koronangioplastie, > PTCA). Behandlung von > Stenosen oder Verschlüssen der > Koronargefäße mit > Ballonkatheter oder > Stents

Perikard: Herzbeutel, bindegewebige Struktur, von der das gesamte Herz umgeben ist

Perikarditis: Entzündung des Herzbeutels

Perimyokarditis: Entzündung des Herzmuskels und Herzbeutels

Plaque: Arteriosklerotisches Beet in der Gefäßwand einer Schlagader aus Entzündungszellen, Fett, Kalk und Bindegewebe. Führt oft zu Verengungen (> Stenose)

PTCA: Perkutane transluminale > Koronarangioplastie

Pulmonalarterie: Lungenschlagader, über deren beide Hauptäste das sauerstoffarme Blut aus der rechten Herzkammer über die Pulmonalklappe in die rechte und linke Lunge fließt

Rechtsherzkatheteruntersuchung: Untersuchung des rechten Herzens und der Lungenschlagadern; > EPU

Reentry-Tachykardie: Elektrische, kreisende Erregung, die eine krankhafte Pulsbeschleunigung auslöst oder unterhält

Sinusknoten: Ansammlung von Zellen im rechten Vorhof, von denen die elektrische Erregung des Herzens ausgeht

Sinusrhythmus: Der durch den > Sinusknoten im rechten Vorhof erzeugte regelmäßige Herzrhythmus

SPECT: single-photon emission-computed tomography. Misst die Verteilung eines injizierten strahlenden Medikaments, meist Technetium, im Herzen mithilfe einer Gammakamera. Ähnlich wie bei der > Myokardszintigrafie kann man gesunde, vernarbte und durchblutungsgestörte Herzabschnitte erkennen.

ST-Strecke: Abschnitt der EKG-Kurve zwischen der S-Zacke und der T-Welle

STEMI: ST-segment elevation myocardial infarction = ST-Hebungsinfarkt, der nach der Abweichung der

> ST-Strecke im EKG benannte, durch alle Wandschichten dringende, komplette Herzinfarkt; > NSTEMI

Stenose: Engstelle einer Schlagader durch ein arteriosklerotisches Beet (> Plaque)

Stent: Maschengitterartig durchlöchertes Metallröhrchen, auf einem > Ballonkatheter zusammengepresst befestigt, über den es in der > Stenose unter Druck entfaltet wird und dort als Stütze verbleibt

Stethoskop: Hörrohr zur Verstärkung von Herztönen und Geräuschen von Herz und Lunge

Stress-Echo: Ultraschalluntersuchung des Herzens mit Belastungssimulation durch Medikamente

Sympathikus: Aktivierender Teil des > vegetativen Nervensystems

Systole: Anspannungsphase der Herzkammern

Tachyarrhythmie: Schneller unregelmäßiger Puls

Tachykardie: Schneller Puls

TAVI: Transluminale perkutane Aortenklappenimplantation; minimalinvasives Einsetzen einer in einem > Stent komprimierten > Aortenklappe

TEE: Transösophageale > Echokardiografie (Schluck-Echo)

Trikuspidalklappe: Dreizipflige Klappe zwischen rechtem > Vorhof und rechter Herzkammer

TTE: Transthorakale > Echokardiografie

Vegetatives Nervensystem: Der für die Steuerung der inneren Organe und des Blutkreislaufs zuständige, nicht dem Willen unterliegende Teil des Nervensystems (> Sympathikus und > Parasympathikus)

Ventrikel: Herzkammern, die das Blut in die Lunge (rechte Herzkammer) und in den großen Kreislauf (linke Herzkammer) pumpen

Vorhof: Die Vorhöfe sammeln das verbrauchte Blut aus dem großen Kreislauf (rechter Vorhof) und das mit Sauerstoff angereicherte Blut aus dem Lungenkreislauf (linker Vorhof)

Vorhofflimmern: Auch > absolute Arrhythmie. Herzrhythmusstörung, die zu einer oft schnellen Pulstätigkeit führt und zu > Embolien führen kann

Literatur

Einleitung

Bundesärztekammer, auf Empfehlung ihres Wissenschaftlichen Beirats (Hg.), Placebo in der Medizin, Köln 2011.

Wie die Kardiologie zur Gerätemedizin wurde

Christian Albus/Volker Köllner, Psychotherapie im Dialog: Psychokardiologie, Stuttgart 2011.

Petra Apfel/Helwi Braunmiller/Ulrike Bartholomäus/Martina Janning u. a., Das Herz: Alles über Infarkt, Bluthochdruck, Cholesterin, Herzschwäche, Herzenge und Rhythmusstörungen, Berlin 2012.

Ruediger Dahlke, Herz(ens)probleme: Bedeutung und Chance von Herz- und Kreislaufproblemen, München 2011.

Deutsche Herzstiftung (Hg.)., Deutscher Herzbericht 2011. Sektorenübergreifende Versorgungsanalyse zur Kardiologie und Herzchirurgie in Deutschland, Frankfurt 2011.

Deutsche Herzstiftung (Hg)., Deutscher Herzbericht 2013. Sektorenübergreifende Versorgungsanalyse zur Kardiologie und Herzchirurgie in Deutschland, Frankfurt 2013.

Marianne Koch, Das Herz-Buch, München 2011.

Knut Kröger/Ernst Gröchenig/Frans Santosa (Hg.), Nicht invasive Diagnostik angiologischer Krankheitsbilder, Berlin 2012.

Harald Lapp/Sven Becker/Ines Härtel, Das Herz-Buch. Bypass, Ballondilatation, Stents. Stuttgart 2013.

Thomas Meinertz, Herzangelegenheiten. Fallgeschichten auf Leben und Tod. Ein Kardiologe erzählt, München 2012.

Martin Möckel (Hg.), Harrisons Kardiologie, Berlin 2011.

Nossrat Peseschkian, Was haben Sie auf dem Herzen?: Die seelische Bedeutung von Herz- und Kreislaufsymptomen verstehen, Stuttgart 2013.

Johann Caspar Rüegg, Die Herz-Hirn-Connection: Wie Emotionen, Denken und Stress unser Herz beeinflussen. Stuttgart 2013.

Michael Schünke/Erik Schulte/Udo Schumacher, Prometheus Innere Organe: LernAtlas Anatomie, Stuttgart 2012.

Das Herz heilen statt reparieren

Annette Bopp/Thomas Breitkreuz u.a., Das Herz stärken. Ganzheitliche Selbsthilfe bei Infarkt und Herzschwäche, München 2011.

Gustav Dobos/Ulrich Deuse/Andreas Michalsen (Hg.), Chronische Erkrankungen integrativ, München 2006.

Gustav Dobos, Chronische Krankheiten natürlich behandeln. Mein erfolgreiches Therapiekonzept, München 2012.

Andreas Michalsen/Anna Paul, Natürlich herzgesund, Kandern 2008.

Dean Ornish, Revolution in der Herztherapie, Stuttgart 2006.

Dean Ornish/Olga Rinne, Die Ornish-Herz-Diät, Stuttgart 1996.

Medizin mit Herz: Visionen

Ivan Illich u.a., Die Nemesis der Medizin. Die Kritik der Medikalisierung des Lebens, München 2007.

Zum Weiterlesen

> *Für alle, die etwas im Leben ändern wollen und unsicher sind, was sie durch das Aufgeben angenehmer Gewohnheiten gewinnen können:*

Dean Ornish: Revolution in der Herztherapie, Lüchow Verlag, Stuttgart 2006.

> *Für alle, die wissen wollen, wie innovativ die Pharmaindustrie wirklich ist und welche Fallen bei medikamentöser Therapie lauern:*

Marcia Angell: Der Pharma-Bluff, KomPart Verlagsgesellschaft, Bonn/Bad Homburg 2005.

> *Für alle, die eine (hohe) Messlatte zur Beurteilung ihres Arztes suchen:*

Bernard Lown: Die verlorene Kunst des Heilens, Suhrkamp Verlag, Frankfurt am Main 2012.

> *Für alle, die ihre Selbstheilungskräfte des »emotionalen Gehirns« mobilisieren wollen:*

David Servan-Schreiber: Die neue Medizin der Emotionen, Kunstmann Verlag, München 2004.

> *Für alle, die den dramatischen Folgen von Einsamkeit und sozialer Isolation entkommen wollen und den Dialog zum Zusammenleben und menschlicher Nähe suchen:*

James J. Lynch: Das gebrochene Herz, Rowohlt Verlag, Reinbek bei Hamburg 1979, *und* Die Sprache des Herzens, Junfermann Verlag, Paderborn 1987 (beide gebraucht erhältlich).

> *Für alle, die mehr über die die Herzfrequenzvariabilität erfahren wollen:*

Markus Peters: Gesundmacher Herz, VAK-Verlag, Kirchzarten 2013.

> *Für alle, die der Bedeutung der beruflichen Tätigkeit in einem wissenschaftlichen Tatsachenroman nachspüren möchten:*

Jürgen-Peter Stössel: Herz im Stress, Knaur Verlag, München 1986.

Websites

Klinik-Beurteilungen

www.weisse-liste.krankenhaus.aok.de

www.qualitaetskliniken.de

www.initiative-qualitaetsmedizin.de

Beratung, Alternativen, Ornish-Gruppen

www.ernstgirth.de

www.herzgesund-leben.de

www.psychokardiologie.info

www.herzinfarkt-alternativen.de

Kardiologische Informationen, Guidelines, Leitlinien

www.herzstiftung.de

www.kinderherzstiftung.de

www.dgk.org

www.heart.org

Herzfrequenzvariabilität

www.herzintelligenz.de

www.biosign.de

www.gesundmacher-herz.de

Register

Bildnachweis

Der Autor

Dr. med. Ernst Girth, geboren 1945, arbeitete noch während seines Medizinstudiums in der Psychosomatik und in brasilianischen Behelfskliniken. Beide Tätigkeiten haben sein späteres Medizinverständnis stark geprägt. Nach der Spezialisierung zum Internisten und Kardiologen folgten Aufenthalte in Bad Krozingen und den USA. 1977 baute er am akademischen Lehrkrankenhaus Klinikum Offenbach ein Herzkatheterlabor auf, wo er bis 2010 leitender Arzt war. Seit 2011 ist er als Patientenberater bei Herzkrankheiten tätig. »Kommunikation ist alles« lautet seine These. Viele kardiologische Probleme ließen sich allein damit lösen. Dr. Girth setzt auf Empathie und vor allem auf die Motivation der Patienten.

Hinweis